あなたとともによい医療を

日本の医療と教育の勇気ある変革

日野原重明
福井次矢

二〇〇三（平成一五）年八月二三日、
ホテルメゾン軽井沢にて

まえがき

私は二〇〇四（平成一六）年一〇月には九三歳という高齢を迎えようとしている。この対談は、私と四〇歳も年の違う後輩――研究や仕事のうえでは同僚と呼びたい――の福井次矢教授との合作である。

彼が目指す目標と私が目指してきた目標とが、ほとんど一致しているという意味では、ウィリアム・オスラー先生の孫弟子同士の語り合いの記録と言ってもよいし、私の履歴ともなると思う。

彼が、母校の京都大学で最近変革したことは、私が母校に帰ることを避けたためにできなかったことを成就したという意味で、私は彼に感謝している。彼がその変革へのシステムを学ぶために、アメリカのボストンに留学することを世話した者として、彼の母校や医学教育一般への貢献を感謝している。

私は九三歳を間近に、京都大学で医学の学びに入ってから七二年も経過した。医師となってからは六七年の長きにわたって、私は医学と教育に従事してきた。教育は医学だけでなく、医学と車の両輪の関係にある看護の教育にも強い情熱を持って、今日まで休みなく働いてきた。私は京都大学医学部卒業後、真下内科に入局し、二年間の短い医局での古い臨床研修と二年あまりの循環器の研究生活の後、上京して、学閥がなく、アメリカ医学に根を持つ聖路加国際病院に就職した。日米太平洋戦争後すぐに、病院が連合軍の陸軍病院として接収された間に、私はオスラー精神の生かされたアメリカ南部の大学病院で、オスラー先生の心と学習態度を臨床の病棟で教えられ、目から鱗の落ちるショックを受けた。そこで得たスピリットを持って、日本によき医学教育や看護教育の殿堂を打ち立てたいと努力してきたのだった。

そしてこの病院で、私と四〇歳の差のある同じ母校卒業直後の福井次矢君が、私の働き場を研修の場として選んで、ともに学ぶ機会を得た。それから四半世紀が過ぎてしまった。二人が、二〇〇三（平成一五）年の夏、軽井沢で聖ルカ・ライフサイエンス研究所が企画した臨床疫学のワークショップを終えた後、数時間にわたって語りあってできたのがこの記録である。

私は彼が引き出すまま、蚕が糸を吐き出すように、あるいは渓流の流れのように軽やかに、または淀みに憩って語り合った。

この流れは何時、何年先に大海に注ぐのであろうか。

私たちの語りは、教育のシステムと臨床医学に命を与える勇気ある医療従事者の教育の改革と、一般人への新しい健康教育についてである。

私はこれを医療に強い関心を寄せておられる一般の国民の方々、そして医学生や研修医諸君、専門医、国民のために大切な仕事をされている家庭医、さらには厚生労働・文部科学省の官僚の方に読んでほしいと思っている。

最後に、私の好きなシラーの詩をこのまえがきの結びとしたい。

時間の歩みは三重です
ためらいがちに、未来はこちらにやってきます
矢のように早く、現在は飛び去り
永遠に静かに、過去は立ち止まっています

（『シラー瞑想詩集』小栗孝則訳、小石川書房）

平成一六年四月

日野原重明

あなたとともによい医療を 日本の医療と教育の勇気ある変革

医師を志しながら
結核に倒れた学生時代。
毎日身長の伸びるような
思いをしたアメリカ留学。
聖路加国際病院での
臨床医学教育の改革。
天空に描き始めた大きな円は、
今も弧を描き続けています。

第二章 アメリカの医学教育・日本の医学教育

医術は、患者への癒しのタッチ。それは絵筆のタッチ、ピアノのタッチと同じようなものです。私は、それをウィリアム・オスラー先生から学びました。

オスラー先生は、私の医師として、教育者としての原点です。

第三章

よりよい医療を実現するために

医師やナースだけでなく、
だれもが健康づくりと、
よりよい医療の実現に
参加してほしい。
そして、だれもが生涯を通して
健康を保ち、
自分らしく人生を全うされる
ことを願っています。

第一章

日野原重明先生の歩みから

幼心に芽生えた医師への思い

福井　日野原先生は、長年にわたってわが国の医療を改善するうえで重要な働きをされてこられました。医療の改善にはとりわけ教育、医療者だけでなく、患者や家族も含めた教育の改善が不可欠だということを強調され、私も大学卒業直後、日野原先生の薫陶を受けた者として、医療における教育の重要性を認識して、医療に携わってきました。

まず最初に、日野原先生がどのようなきっかけで医学の道に入られたのか伺いたいと思います。

日野原　それでは、子供時代のことから話したいと思います。

私が一〇歳の時に、母が、当時の診断では仮性尿毒症という状態で腎臓がだめになり、脳症を起こしました。そして小児科医を標榜する安永謙逸先生という開業医が昼となく夜となく家に来て、痙攣《けいれん》を起こす母を診療してくれました。そのころ、私の父は牧師をしていましたので収入も少なく、安永先生は往診料を請求しなかったということを、私は後になって母から聞きました。

私はそのころ、母が死んだらどうなるのかという、恐怖とも寂しさともいえないような気持ちがしていたことを覚えています。それが、母は後遺症を持ちながらもよくなったのです。その時、どうも母が、私にはお父さんの跡を継ぐよりも、お医者さんになってくれればいいなという気持ちを持っているのではないかと、私は幼いながらもふっと思ったのです。

福井　それは先生がお生まれになった山口でのことですか。

日野原　いやいや、神戸です。私は、父が一九一一（明治四四）年から一九一三（大正二）年まで二度目のアメリカ留学をしていた間に、母の実家の山口市で生まれました。そして、私が二歳の時父が帰ってきて、しばらくは大分市の教会に赴任しましたが、その後、神戸中央メソジスト教会（現在の神戸栄光教会）の牧師になるということで神戸に移りました。神戸は子供時代の印象がいちばん強いところです。

小学校・中学校時代の思い出

日野原　小学校五、六年生の時の担任の谷口真一先生からは、私は大きな影響を受けました。先生は、東京の郊外に玉川学園を創設された小原國芳先生の講習会に参加して、アメリカのヘレン・パーカストによる「ドルトン・プランの児童大学」という学習法を学び、それに則った教え方をされました。クラスを八つのグループに分け、それぞれ自己学習をするのです。雄しべ、雌しべの構造を調べたり、動物の繁殖を研究するグループもあって、それぞれの発表を先生が批評してくれます。私はこの自由な学習が、ものすごく楽しかったのです。

ところが、これでは神戸一中への合格率が下がるのではないかと、校長先生からプレッシャーがかかりました。そこで生徒が皆、谷口先生が校長先生から文句を言われないよう、猛烈に勉強したのです。それで、いつもは神戸一中に三人くらい入っていたのが、私も含め五人も合格しました。

神戸一中の入学式に行ったところ、これがひどい軍隊式のスパルタ教育をする学校だったのです。そこで、私は同時に合格していた関西学院に入ることにしました。当時、父が関西学院の神学部で教えていたのです。

福井　関西学院は神戸一中とはかなり異なる校風だったのでしょうね。

日野原　関西学院は、神戸一中とは違ってものすごくリベラルな雰囲気の学校でした。父が一九〇〇（明治三三）年から四年間トリニティ大学（後のデューク大学）に留学していた当時のクラスメイトのオグバン先生がいて、一年から英会話が始まりました。それから、「しょうちゃん」というニックネームの、英語教師の矢内正一先生がおられました。矢内先生は後に関西学院の理事長になられましたが、ものすごく情熱を持って生徒を教えてくださいました。当時、先生はまだ独身で、髪をなびかせ、風のように教室に入ってこられるのでした。

福井　子供にとって、学校の先生の印象は一生記憶に残りますね。

日野原　そうです。さっそうとして兄貴分のような態度で英作文を教えてくれるから楽しかったな。

　四年生になって進学の方針を決めなくてはならなくなった時、父のように文学や神学をやるのか、医者になるのか悩んだ末、やっぱり医者になろうと決めて官立高校への受験に備えて、自分で夜遅くまで勉強しました。当時は塾などはありませんでしたからね。

シュヴァイツァーとの出会い

日野原　結局、第三高等学校（京都大学）の理科に入りました。私は、同人の文集誌を中学校の時から出していましたので、高等学校でも文芸部に入り、また友達と一緒に詩集を出したりしました。そのころ読んだシュヴァイツァー博士の伝記には、強い感銘を受けました。

シュヴァイツァー博士は神学の講師をしながら、バッハのパイプオルガンの演奏者としても有名でした。ある時、「アフリカにはらい病の人々がいて、薬もなく、惨めな状態におかれている。だれか宣教師で、医師の仕事をする人はないか」という案内を見ました。そして、七月のある朝、ふと目覚めると窓の外の木の梢で鳥がさえずっている。私は今、教職についている。そして、パイプオルガンの演奏家として名声を得ている。このような幸福感にひとり浸っていていいのかとの思いが浮かび、今からでも遅くなければ医学校に入って、医師になって、アフリカに行こうと決意しました。神学から転向して医学校に入り、三八歳の時に医師として赤道直下のガボンに行ったのです。それから半世紀、アフリカで医療に従事し、一九五二（昭和二七）年にはノーベル平和賞を受賞しました。その生き方に私はものすごく感動しました。私もこんな生き方がしたいと切実な気持ちで京都大学の医学部に入ったのです。

福井　燃えるような希望を持って入学されたのですね。

医学部で結核に倒れる

日野原　ところが、医学部では二年生になる時に結核で発熱をし、肋膜炎を起こし、胸膜腔にも水がたまりました。しかし、当時は化学療法などはありません。父がちょうど神戸の牧師を辞めて広島女学院というミッションスクールの院長として赴任していましたので、その官舎で一年間療養しました。三八度くらいの熱がずっと続き、八か月の間トイレにも行けない状態でした。そういう状態で、もう自分は体が弱いから医者は無理だと思い、一〇歳の時からピアノを弾いていましたから、音楽に転向したいとも思うようになりました。

医学部は、授業料を払ったまま一年間休学しました。講義には出られないけれども、試験だけは受けに行き、人のノートで勉強して進級するからなどと言っていました。しかし、翌春になった時、主治医から復学は無理だと言われて、それですっかりあきらめて、私はやっと落ち着いて療養に専念したのです。このように、両親の世話になってきたので、私には音楽家になりたいという気持ちがありながらも、そう簡単に医者になるのをやめるのもよくないという二つの考えの間で悩みました。

結局、一年間の休学後に私は京都大学に復学しました。しかし最初の一年間はもう、講義に出ても二〇分くらいで背中が痛くなるのでした。体がとてもつらかったので、階段教室では後方の席に隠れて寝たまま授業を聞いたりしました。そんなありさまでしたから、精神科のお医者さんくらいならできるだろうと思って精神科の医局の門をたたきました。すると、精神科医の富永助教授は精神だけでなく肉体も診るのだから、その常識がないと困るから、内科学を二年やってから来たまえと言われました。

福井　早くから専門分化するのはよくないという考えだったのでしょうか。日野原先生が内科の領域に進まれる結果になったという意味で、その後のわが国にとって非常に有益なアドバイスを、その精神科の先生はされたことになりますね。

箱根の山を越え、東京の聖路加国際病院へ

日野原　私は一九三七（昭和一二）年に京都大学医学部を卒業後、真下内科の医局で

二年臨床をやって、三年目に大学院に入りました。私は音楽が好きだったので、心臓を専門にして心音の研究をやろうと決心しました。そこで何とか小さなマイクロフォンを発明しようと努力しました。喉から食道内に飲ませることができる小さなマイクです。六か月後にそのマイクができ上がり、食道から心音が記録できました。その後、後輩によって、マイクをさらに小さくして静脈から心臓の右心室内に入れて、心臓内の心音まで記録できるようになりました。

私は結核に罹ったため体は丈夫でないし、クラスメイトより一年遅れ、お金もない、教授になるのも大変だなと思っていたところ、東京のＹＭＣＡ同盟の総主事の斎藤惣一先生が、東京の聖路加国際病院で心臓病専攻の若い医者を求めていると声をかけてくれたのです。当時の言葉で言うと、箱根の山を越えることになります。箱根の山の向こうは、東大出身者がほとんどを占める東大閥の病院ばかりでした。

福井　加えて、お生まれになって以来、山口、神戸、広島、京都と西日本で生活されてきた先生にとっては大きな決断でしたね。

日野原　行ってみたら、聖路加は全然学閥のない病院でした。副院長の橋本寛敏先生は、東大を出ているのに東大があまり好きでないという変り種、しかも、内科学会の常任理事になるくらいの実力を持っておられたので、かっこいいなと思いました。この病院で研究も教育もできると思ったので、太平洋戦争が始まる年の一九四一（昭和一六）年の夏に就職しました。

すぐに、池田泰雄先生から軽井沢に診察に出かけるから一緒に来てくれと言われました。内科医長の池田先生はイギリスとドイツの両国に留学された方ですので英語とドイツ語がうまく、外国人や日本の外交官の患者が多かったのです。今、ここ軽井沢で対談をしていますが、昭和一六年〜一七年には、私たちは七月から二か月間ここに来ていました。近衛文麿公の別荘、ブリヂストンの石橋正二郎さんの別荘、鳩山一郎さんの別荘、後のアメリカ全権大使の来栖三郎大使の別荘、後にノーベル賞作家となった川端康成さんの別荘などがあり、よく往診していましたから、どこのご家族ともよく知っています。

戦争が終わるとすぐに、聖路加国際病院はＧＨＱに連合軍の陸軍病院として接収されましたので、私はその間にアメリカ留学してみたいと思いました。

三九歳で留学。日々、身長が伸びる思い

福井　どうしてドイツでなくアメリカへ留学されることになったのですか。

日野原　父が一九〇〇（明治三三）年にアメリカのトリニティ大学、後のデューク大学に四年間留学しているのですが、父の考えることはほかの人と全然違っていたのです。そのような発想は、父が若くしてアメリカに行ったことがあるからなのかと思い、僕も行きたいと思うようになったのです。

父の友人のアメリカ人の世話で留学試験を受け、英語での面接を受けて、試験にパ

スして留学費をいただけることになり、アトランタ市のエモリー大学に留学しました。行ってみたら、日本の医療・教育は半世紀も遅れているかと痛感させられました。そして、どうしてこうなったのだろうと思いました。

福井　先生が留学されたのが一九五一（昭和二六）年だったとお聞きし、私の生まれた年でしたので、印象に残っています。

日野原　私が三九歳の時、一九五一（昭和二六）年の一年間、ポール・ビーソン教授の回診についたり、カンファレンスに出たりしていると、まるで毎日身長が伸びるような思いがしました。

今の若い人は大学を出るとすぐに、外国に勉強に行くでしょう。英語の力もついていますね。私が医学部の学生だったころは日本語の教科書もろくにない時代で、解剖学でも、内科学でも全部ドイツ語のテキストで学んでいました。日本語の参考書は、東京の女子医専（現在の東邦大学医学部の前身）の先生が医専の学生のために作った教科書ぐらいで、レベルが低かったのです。医学生は原書を読むためにドイツ語を勉強し、カルテもドイツ語で書くといった状態でした。

そんな中で、私は関西学院の中学時代に英語のヒアリングに少し慣れていましたし、聖路加国際病院のチャートは英語を使っていたので、英語にはあまり抵抗がなかったのです。

福井　実は、私が聖路加国際病院での研修医の時に、先生が「エモリー大学に留学していたころは、毎日身長が伸びるような思いがするほど多くのことを学んだ」とおっしゃったことは最も強く印象に残っている言葉です。私自身、先生のその言葉に触発されて勉強を続けてきたような気がします。

日野原　アメリカ留学中はいろいろ失敗もあるんですよ。留学してまもなくＣＰＣ（Clinicopathological Conference：臨床病理検討会）があったのです。ＣＰＣというのは福井先生もご存じのように、ある人が病気で亡くなったその経過を、レントゲンはこうだ、心電図はこうだ、最後にこういうふうに亡くなったということを、病名を伏せて提示します。そして、あなたならどう診断するかということを、あらかじめ指名してある討論者に質問してから一同と討議するのです。非常におもしろいクイズのような検討会ですね。

10 years old colored（一〇歳・有色人種）が、abdominal pain（腹痛）を訴えて入院した、という導入部から検討が始まって、議論がしばらく続きました。討議者とされた内科教授はよくわからない。最後に患者のスライドが出たところ、これがチンパンジーだったのです。

福井　えーっ、出席者は皆、人間だと思って話をしていたのに、ですか。

日野原　このＣＰＣは、私がこの医学部のＣＰＣに出席する前の週に行われたのでした。次の週のＣＰＣに私が出席したところ、提示された症例についての討議者はまず、「Is this the human?（これは人間ですか）」と聞いたのです。そうすると皆、ワーッと笑いました。

福井　というのは先週のことがあるから。

日野原　そう。その時私は日本人の癖で笑ったのです。皆と一緒に。そうしたら隣に座っていた医師が私に、「君、わかったのか」というのです。「いや、よくわからない」といったら、笑ったじゃないかというわけです。日本人は落語でもだれかが笑うと、意味がわからない人も一緒に笑う癖があるのですね。私はものすごくショックでした。これは日本式にやったらだめだと思い、わからなければだれかに聞くということを学びました。どうして笑っているのかと聞けば説明してくれるでしょう。しかし、アメリカに行って一週間くらいのうちは気取って、人前で「I don't know」ということが言えなかったのです。

何でもあいまいにしておくのはよくない。自分の行動は、きちんとした理由があってすべきなのに、これは間違っていたということに気づいたのです。それ以来、研修医に対しても、学生に対しても、「私は知らないよ。でも、これは『ニューイングランド・ジャーナル』の何号に確かあったよ」と教えるようにしてきました。あるいは「私よりもチーフ・レジデントのほうがよく知っているから、聞いてみたまえ」と言います。教師は答えを言わなくても、どうしたら問題が解決されるかを教えればよいのです。

福井　非常に合理的な考え方で、おそらく第二次世界大戦前後の日本の教育環境・雰囲気とは全く異なっていたのでしょうね。

ドクター・ヒノハラ、初めて眼底検査に挑む

日野原　もうひとつ、アメリカ留学一週間にして困ったことがありました。当時、私はすでに三九歳。向こうではもう相当な立場にある年齢です。私の研究はすでにアメリカの『アメリカン・ハート・ジャーナル』（25：256, 1943）に論文が載ったくらいだから、自分ではかっこいいと思っていたのです。「ヒノハラという名前が書いてあるが、これはだれ？」と言われ、見るとP・D・ホワイト先生の書かれた教科書にも、

ヒノハラの論文が引用されていたのです。

福井　先生の論文がアメリカで最も有名な心臓病学のテキストに引用されていたのですね。

日野原　そう、戦争直前に送った論文です。戦争になったから校正のやりとりも何もなく、掲載されたのですね。それで、内科主任のポール・ビーソン教授は、「日本には高血圧が多いから、今日は私の代わりにドクター・ヒノハラに回診してもらい、教えてもらいたまえ。君たちの眼底の見方はなっていないから」と言うのです。「ドクター・ヒノハラ、教えてやってください」と言って、検眼鏡を私に渡されました。私はそんなこと、日本ではやったことがないのです。眼科の実習でちょっとまねごとをやったくらいでしたからね。

それで、「いや、日本ではこれは眼科医がやることで、内科医はしません」と言ったら、ビーソン先生は「どうして？　のぞいたら見えるでしょう」と言うのです。確かにそうなのですが、日本はドイツ医学を輸入した時に、医学一般をやってから眼科や内科に分かれるのではなくて、初めから目は眼科、皮膚は皮膚科に回しました。皮膚の病気の中には内科的なものもあるのに、皮膚だったら皮膚科というふうなシステムになっていたのですね。私も、戦前の京大ではすべてドイツ式のシステムで学んできましたので、眼底検査などは知らないとしか言えなかったのです。

福井　チンパンジーの症例の時とは違って、今度は「知らない」とおっしゃったことは、先生の考え方や態度が非常に柔軟性に富んでいたことを示していますね。

日野原　ビーソン先生が、「それじゃあ、ドクター・ヒノハラ。私の検眼鏡を貸すから一年間、勉強したらどうか」と言って、検眼鏡を貸してくれました。そのころはまだ人種差別も激しく、白人と黒人は別の病棟に分けられていました。切符の売り場も別、バスに乗っても白人は前から、黒人は後ろからというふうに差別があったのです。何となく白人の入院している病棟で白人に眼底を見せてくださいと言うのは気が引けて、黒人の病棟に行って日本の話をしながら、眼底をのぞかせてもらいました。

福井　エモリー大学があるのはジョージア州のアトランタですから、アメリカの南部ですね。

アメリカ医療の実力、教育システムに感動

日野原 向こうに行ってみると、当時は電解質の単位も全く日本と違うのです。日本ではクロールが何ミリグラムと重量法で言っていたのが、等量法でミリイクイバレントなのです。日本には、そんなことを教える人は全くいなかったのですから、大変なショックを受けました。私は循環器を勉強に来たけれども、循環器じゃない。一般内科をやって、ラボラトリー（臨床検査）もよくわかるようにならないといけない、と思いました。

そういうことで、焔光光度計の操作を習って、自分でナトリウムやカリウムの測定

をしました。また、甲状腺のホルモンに近いＰＢＩ（蛋白結合ヨウ素）を測ることを教えてもらったりしました。ビーソン先生には二週間、邪魔になるかもしれませんが、朝から晩までついて回りますから、教授は何をするのかということを私に教えてくださいとお願いしました。

福井　何でも吸収してやろうという、先生の意気込みが伝わってくるようですね。

日野原　ビーソン先生は、「今日は免疫を講義する予定だけれど、チーフレジデントがよく知っているから、彼に代講してもらう。私と一緒に彼の講義を聞きに行かないか」と言って、講堂の後ろに座って聴いているのです。チーフレジデントが学生に質問はないかと尋ねると、ビーソン先生が「ちょっと、○○についての説明がよくわからなかったから」と言って、チーフレジデントに追加説明を求めるのです。

つまり、日本では教授が出張する時には下の先生に代講を依頼したりするのですが、ビーソン先生はチーフレジデントに代講の機会を与えるのです。それを自らチェックをするという配慮があるのですね。

福井 最近になって、これから教師になる者は、何度か実際に授業を行って、それについてフィードバック評価を受けるべきだとの考えが受け入れられつつあります。ビーソン先生は当時から、教育者として卓越した考え方・行動をされていたんですね。

日野原 アメリカは心臓カテーテルでも、フェローになると一人が一年間に三〇〇例くらいやるのです。それは上の人がそのような道をつけてあげるわけです。日本は教授が一〇〇〇例やった、二〇〇〇例やった、三〇〇〇例やったと得意がるでしょう。日本はアメリカとはいろいろの点で違う、これはすっかり変えなければいけないと思いました。

日本でも、アメリカ同様若手は皆一生懸命勉強しているのですが、教育の方法論が間違っていると感じたのです。私は循環器学を勉強に行ったつもりでしたが、実際は内科一般と医学教育を学びました。聖路加国際病院に帰ったらこれをまずやってみよう。聖路加国際病院を真の教育病院にしたいと思いました。

福井 聖路加国際病院に帰られても、先生お一人ではなかなか病院のシステムを変えるのは大変だったのではないですか。

帰国後、聖路加国際病院で志に着手

日野原　帰国すると院長の橋本寛敏先生は私に、「君のやりたいようにやりなさい」と言ってくれました。そのころは皆、午前九時に病院に来たのですが、私は七時半からカンファレンスをすると決めました。すると、「何だ、アメリカにかぶれて。七時半なんてとんでもない。日本はアメリカとは違うよ」と同僚や先輩から言われ、皆に白眼視されました。ところが、橋本院長は七時半にカンファレンスにいらっしゃるのです。そうすると、若い人も来ざるをえない。皆が来だしたら、橋本先生はおいでにならなくなった。橋本先生は誘い水の役割をしてくださった。やはり、指導者の行動というのはこういうものかということを、私は橋本先生から学びました。

福井 橋本先生は聖路加国際病院の第三代の病院長ですね。

日野原 そうです。橋本先生は東大の三浦内科に入局すると、すぐに北海道の病院に赴任し、その後にロックフェラー財団の第一回フェローとしてジョンズ・ホプキンズ大学に一年、メイヨー・クリニックに一年留学されています。帰国後、聖路加国際病院の創設者トイスラー院長にスカウトされて、聖路加においでになりました。

私は、一九四一（昭和一六）年に聖路加の内科に来ました。アメリカから帰ると、橋本先生は若い私を教育研究の補佐という役職につけてくれました。君のやりたいようにやりたまえと、干渉せずに、糸口だけをつけてくださいました。橋本先生は医学に関しての座談会などでも、東大教授を向こうに回し、議論が光っているのです。日本で最初の不整脈の本は、大学の先生ではなく橋本先生が書かれたのです。私は、橋本先生を見て、民間の病院でも大学に負けないことができるのだという気持ちを持ちました。ここに来たからには聖路加をよい研修病院にしたい、また、看護学校の名声はすでにありましたから、これを本当のカレッジにし、さらに大学院を作りたいと思いました。後に私が聖路加看護大学の学長になって、修士の後の博士のコースをどこよりも早く作りました。それは、アメリカの素晴らしい能率的な教育のあり方をモデルとして見てきていたから、必ずできるという信念があったのです。

福井　先生がそのような信念をお持ちで、行動力もあることを橋本先生は見抜かれていたわけですね。

日野原　橋本先生は人を見る目を持ち、決断力がずば抜けていました。若い人がよそに行きたいと言ってくる。先生は「それは困る、この病院にいてほしい」とは言わない。「あっ、そう。いいんじゃないの。いつから行く?」と言われる。皆びっくりするのです。そして、推薦状には、絶対に本当のことしか書かない。この人はこういうことには不向きですという推薦状をお書きになるのです。あれほど本当のことを書く人はいないなと私は思いました。そういう橋本先生から私は強い影響を受けました。

ビーソン先生からはティーチングの仕方について多くを学びました。教授は朝来たら、自分の実験の助手にこれこれと指示を出し、夕方データをもらう。そして回診をし、教育を行う。教育と研究と診療をどのように行うかというのは、二週間ついているとわかったのです。

福井 私たちも、面接ではなかなか臨床能力や性格を知ることはできないこと、しかし、朝から晩まで一週間も仕事をすると次第に能力や性格がわかることを何度も経験してきました。

ＣＰＣを日本に初めて導入

日野原 私はアメリカに行くまで、ＣＰＣ（Clinicopathological Conference：臨床病理検討会）というのを知らなかったのです。

私は帰国後、一九五二（昭和二七）年から日本にＣＰＣを導入しました。聖路加国際病院だけでは討論者に制限があるので、ほかの病院と一緒にして、聖路加国際病院の症例を虎の門病院で検討するとか、あるいは国立東京第一病院（現在の国立国際医療センター）の症例を聖路加国際病院でやるのです。三病院が一緒になって、聖路加国際病院で行う時には小屋のような木造の集会所に集まってもらってやりました。皆、大変興味を持ったのですよ。

福井　具体的にはどのようにされていたのですか。

日野原　病気の原因や結果をよく知っている病理の先生が司会をするのです。患者の受け持ちの医師がこういう症例でこういう熱型だ、こういう培養の結果だから、この病気でどこが化膿して、最後はどういう状態になり、こういう菌による敗血症で死んだというふうに、ひと息で述べてもらいます。

そして、討議の担当者に指名された先生が診断を述べた後、病理医の司会者が「だれか今の見解に対して何か意見がありますか」と言うと、「私はそう思わない」とか、

「私はこういうふうに思います」、「あのレントゲンは、私はそう読みません」、「あの心電図は心筋梗塞とは読めません」というように意見が続出します。病理の先生は臨床にも詳しいので、会衆の中からその分野の専門家を指名して、その人にも診断させるのです。前もって準備できない。本当に素手でいく。だから皆、緊張するのです。ところがこれを日本でやったら、教授や医長は論者になりたがりません。

福井　しゃべりたがらない、臨床の実力がわかってしまうから。

日野原　日本では、司会者はまず若い医師を指名します。「レジデントの君はどう思いますか」と尋ねる。なかなか正解が出ない。教授は黙っています。しかし、司会者はえらい教授には「先生はどうですか」とは聞かないのです、恥をかかせるといけないから。アメリカでは日本と違い、病理の先生が臨床を知っているので、進行をおもしろくさせることができたのだと思いました。その後ＣＰＣは、日本のそのほかの病院でも盛んに行われたのですよ。

福井　医学雑誌にも、連載されたと聞きました。

日野原　この三病院のＣＰＣの記録は『日本醫事新報』にずっと出していたのです。全部記録を公表して討議するのですから、診断のつけ方がよくわかり、皆に大変喜ばれました。

医学教育は、現場に触れることから始まる

日野原　初めにも言いましたが、私が医療を志したきっかけはシュヴァイツァー博士でしたから、やはり困っている人を助けたい、ハンディキャップのある人に何か奉仕をしたいという気持ちが常に自分の中にありました。私は結核になったために自分では行くことができなかったのですが、日中戦争の時には、ＹＭＣＡの若いお医者さんが医学生や女子学生たちと中国の南京に診療所を開いて、そこでサービスをさせました。それから戦後はネパールに岩村昇先生を送ったりしました。しかし、私自身は結

核の後遺症があったため、計画はしたけれども前線に行けません。シュヴァイツァー博士のようなことはできなかったのです。その代わりに医師やナースを養成する仕事が自分の使命だと感じ、今までそういうふうなことをやってきたのです。

福井　現在のわが国の医学教育について、最も欠けているのはどういうところだと先生はお考えですか。

日野原　私は、実際に多くの症例を体験することがいちばん大切だと思います。パリの街のことをいくら本で読んでいても、行ってみると実感が違うでしょう。医療についても同じです。現場に触れること、まず患者に触れることです。机上で医学を勉強する前に、困っている患者の生活を見たり、患者の全体像を見て、自分の家族が病気になった時にこういうふうな医者に診てもらいたいというようにその実際を知ることが大切です。絵に描いた餅のような医学を教えても、学生は乗ってきません。教育の原理というのは、患者に触れることですね。患者のからだと心に触れるということがいちばんんです。

ところが、学生は知識がないので触れてもわからないのではないかと言う人がいます。基礎を学んでから触れたほうがよいというのですが、実際に患者さんに触れるということはその人に強い学習のモチベーションを与えるのです。はっとして、立ち向かう態度が変わってくる。

臨床能力というのは、基礎工事をしてからビルを建てるようなものではなく、植物の種をまき、芽が出て、成長していく姿に似ているものだと思います。枝や葉が成長するとともに、根もどんどん深くなっていくように、臨床体験を重ねつつ、基礎学問を深めるのが医学教育のあり方です。とかく研究者は臨床のテーマがわからないため、基礎ばかりに目を向けます。研究者であっても、臨床をある程度やりながら、基礎に立ち戻っていくことが望ましいのです。

福井　現在でも、大学の臨床の教室でありながら、実際に行っている研究は基礎研究、というところが日本では圧倒的に多いようですね。ドイツ医学の影響が強く残っています。

臨床能力の向上とは？

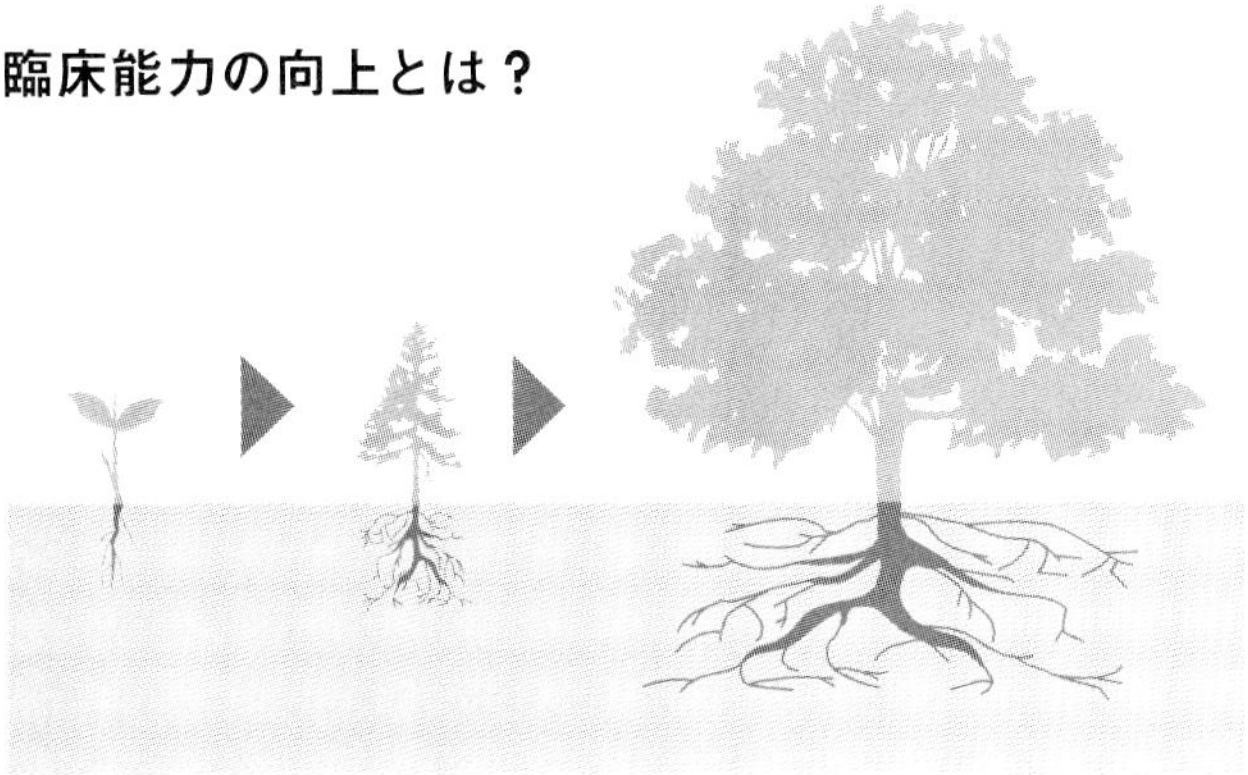

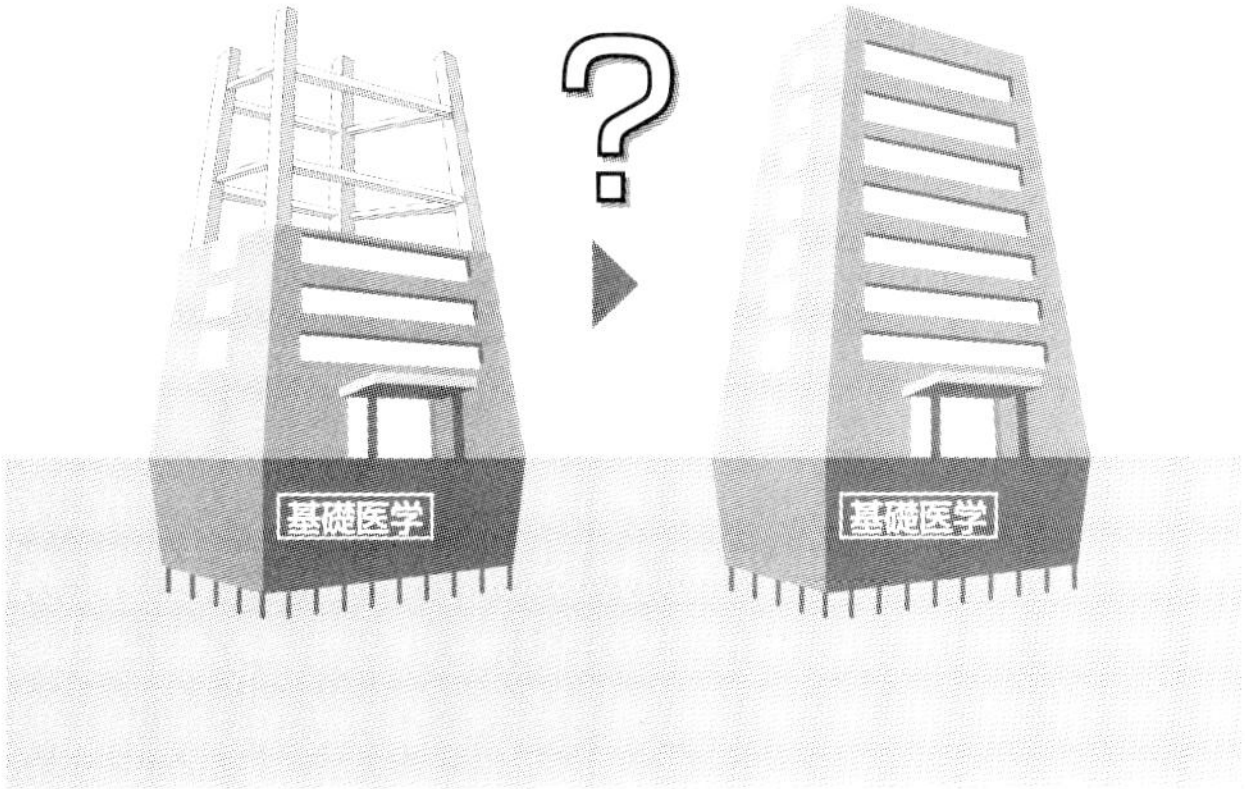

臨床能力というのは、基礎工事をしてから
ビルを建てるようなものではなく、植物の種をまき、
芽が出て、成長していく姿に似ている。

天空に描く大きな円の一部になりたい

日野原　私の父は聖書にあるように、人が上着をくれと言えば下着をも与えよ、一マイル行けと言えば二マイル行きなさいということを実践していました。何でも、人のやることの二倍したらよいのです。普通なら二時間やることを四時間やればよいのです。

私は九一歳ですが、今でも徹夜をするなど努力ができるのは、それが努力だと思わなくなったからです。二倍やるということが習慣になったのです。父はアメリカでそういう学習方法を覚え、そしていつも大きな円を描いて、例えばイギリスの宗教詩人ブラウニングの詩のように、たとえ全部を自分でできなくても大きな円の一部、弧（アーク）になれと教えました。

地上では欠けた弧、天上では全き円

音楽詩『アプト・ヴォウグラー』(ロバート・ブラウニング作詞)

私はこれまで、聖路加国際病院の仕事や日本の医学のことを考えてきました。その気分は、まさにアークです。大きな円のアークでありたいと思います。自分が生きている間に完成させようとして小さな円を描くのではなく、私が死んでからもだれかが後を引き継いで完成させてくれるような、大きな円を描くのです。これは、父がいろいろな教会で話していることを中学生の時に聞いたのが今でも自分の頭に残っているのです。

福井　何十年も前から、先生から薫陶を受けた多くの者が、先生の描かれる大きな円のほんの一部ずつを担ってかかわってきています。先生の描かれる円は立体的で、閉じることのない大きな円のような気がします。

▽フォト・メッセージ△

日野原重明

医師を志しながら
結核に倒れた学生時代。
毎日身長の伸びるような
思いをしたアメリカ留学。
聖路加国際病院での
臨床医学教育の改革。
天空に描き始めた大きな円は、
今も弧を描き続けています。

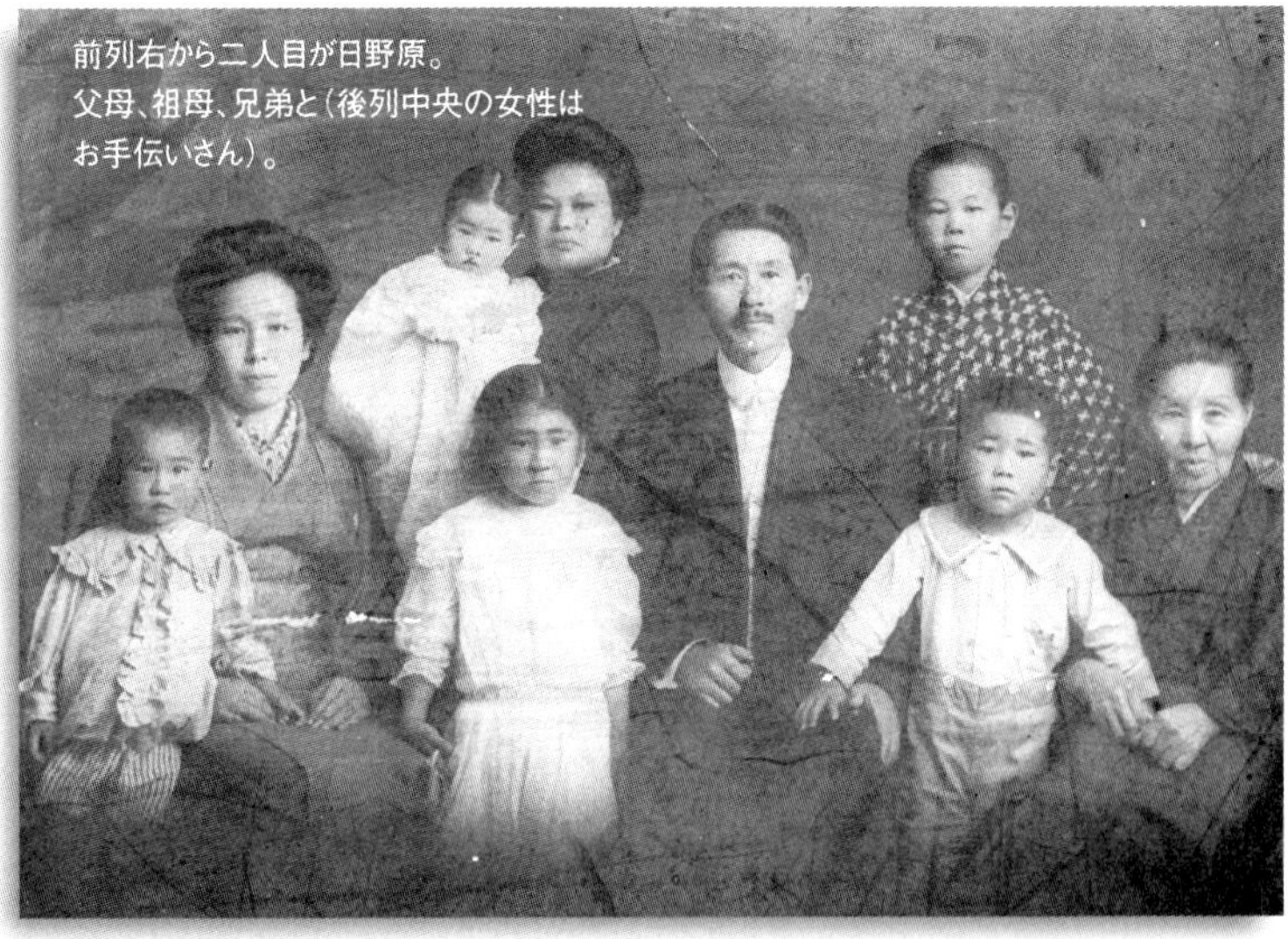

前列右から二人目が日野原。
父母、祖母、兄弟と（後列中央の女性はお手伝いさん）。

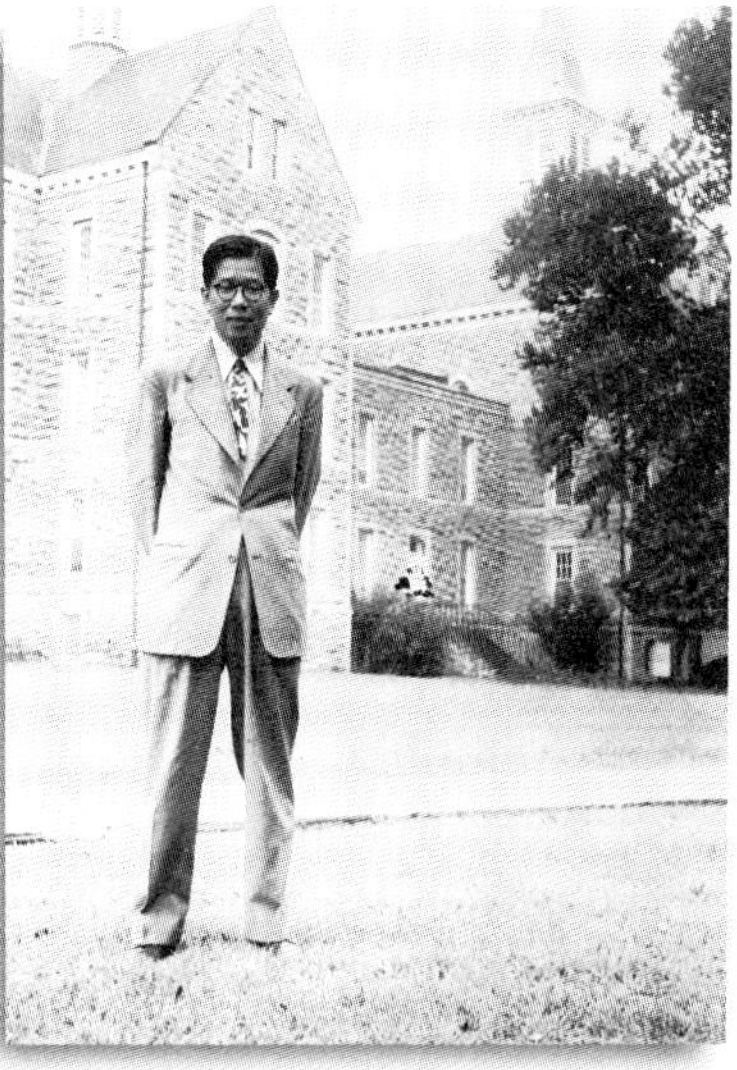

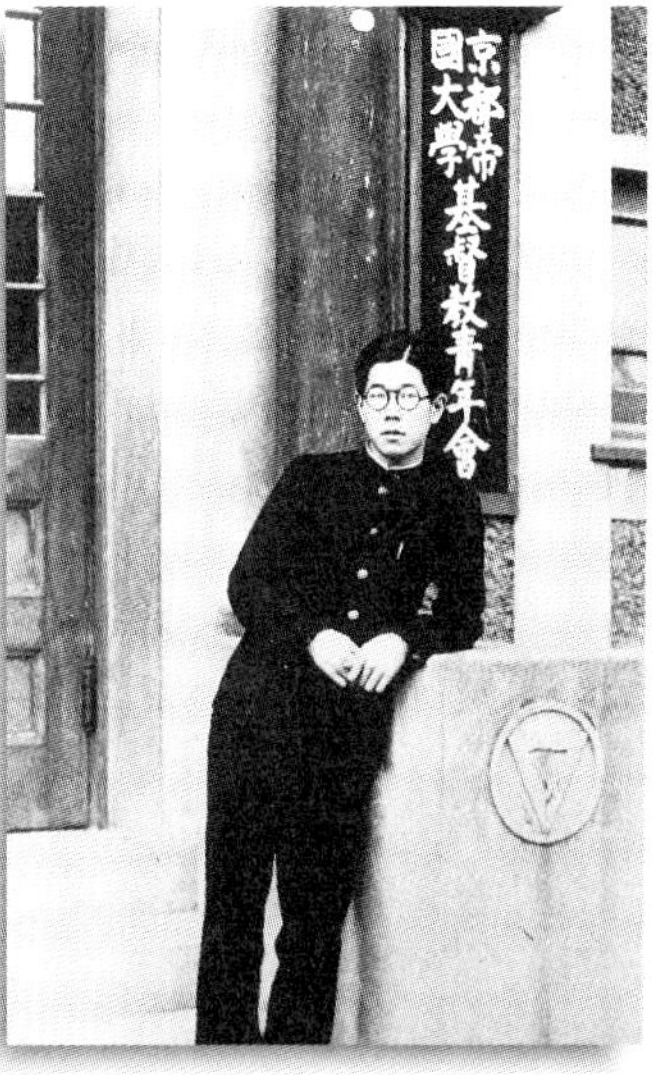

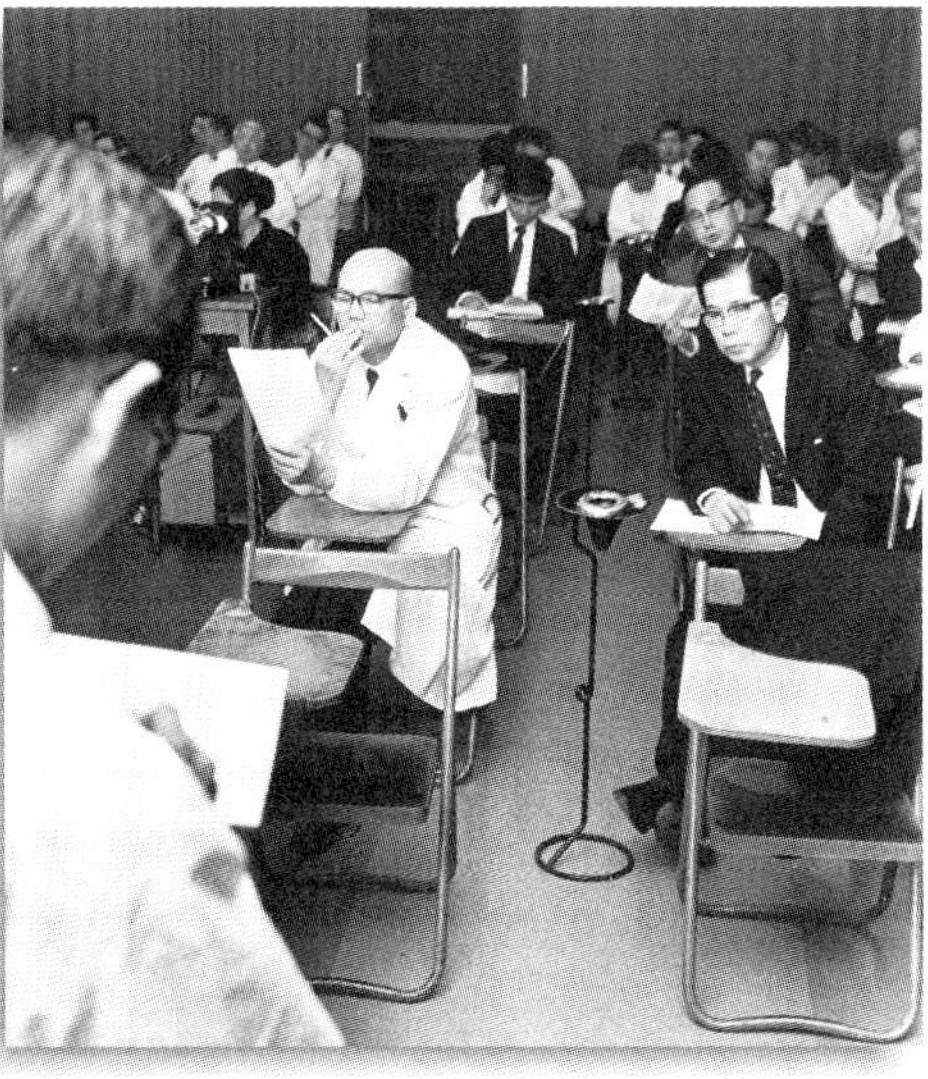

上右　京都大学医学部在学中。
上左　アメリカ留学中のエモリー大学のキャンパスにて。
右　虎の門病院で開催した合同CPC。
正面左は冲中重雄虎の門病院長、右が日野原。

福井次矢先生のアメリカ留学

日野原　福井先生と私は、四〇歳近く年が離れています。一世代違うでしょう。私はアメリカに行った時に、大きなカルチャーショックを受けたわけですが、一世代違う先生が留学した時、どうでしたか。先生は聖路加から留学されましたね。

福井　はい、聖路加で研修を終えてアメリカに留学しました。私は一九七六（昭和五一）年に京都大学を卒業しましたが、当初は病理をやるつもりでした。学生時代に病理学教室に頻繁に出入りして勉強させてもらった濱島義博教授から、「実験病理でなく人体病理をやりたいのなら、まず臨床をやってきなさい」と言われたのです。

京大に戻られるまで、日本大学医学部の教授をされていた濱島先生は東京の状況をよくご存じで、日野原先生という素晴らしい京大の先輩がおられるからと勧められました。

また、聖路加国際病院でインターンをされた経験がある中村泰尚先生（当時、京大解剖学講座助手、その後、金沢大学教授、東京医科歯科大学教授）からも聖路加国際病院の様子を伺い、それらがきっかけとなって、聖路加国際病院の内科研修医に応募して試験を受けました。

日野原　あの時は、研修医は何人でした？

福井　内科は四人で、全体としては一二〜一三人程度採用されました。

日野原　今は、二五人になりました。

福井　今では二倍になっているのですね。当時、聖路加での研修中、非常に印象的だった言葉のひとつが、日野原先生がアメリカ・エモリー大学での留学中の話をされ、「身長が伸びる」とおっしゃったことです。一心不乱に勉強して、その成果と喜び、成長感を「身長が伸びる」という言葉で表現されたと理解しました。

臨床面では日野原先生の回診で、医師として、内科医としての基本的なものの考え方、態度を学び、神経の本多虔夫先生、血液の寺田秀夫先生、循環器の五十嵐正男先生など、錚々《そうそう》たるメンバーの薫陶を受けて、内科臨床のおもしろさに強く引かれ、そのまま聖路加に残らせていただき、臨床をやろうと思うようになりました。

三年間の研修と一年三か月間の循環器の臨床を経験した後、コロンビア大学の教育関連病院であるセント・ルークス・ローズベルト・ホスピタルセンターに留学しました。

日野原　ニューヨークですね。聖路加国際病院は独立した病院ですが、ニューヨークの聖ルカ病院とは姉妹病院のような関係にあり、同じ聖公会という教会に属していますから、その紹介ですね。

福井　はい。五十嵐正男先生のお世話で留学することができました。一年間、実験心臓病学の研究を行いましたが、アメリカで臨床に携わる資格試験（ECFMG、VQE）をパスしていましたので、日野原先生に紹介していただいて、ハーバード大学の教育関連病院のケンブリッジ病院に移ることになりました。そこではクリニカルフェロー（コラム1参照・六二頁）というポジションで臨床に携わりました。

日野原 この時、先生は何歳でしょう。

福井 二九歳です。非常にラッキーだったのは、アメリカでのレジデントをやらずにクリニカル・フェローとして採用してくれたことでした。ハーバード大学がスポンサーになって、私のために臨時の医師免許証を、マサチューセッツ州から取ってくれたのです。

アメリカで正式なレジデンシー・トレーニングを受けていないのに、日本の聖路加国際病院での研修を認めてもらう形での特別な扱いだったようです。アメリカではそういうことができるんですね。

日野原 アメリカは、非常にフレキシブルですね。

福井 ケンブリッジ病院では、内科部長で、ハーバード大学のプライマリ・ケア部門（コラム2参照・六四頁）の責任者でもあったロバート・S・ローレンス先生のお世話になりました。私にとって、ローレンス先生と日野原先生とがロールモデル、恩師であり、どんなに感謝してもしすぎることはないと思っています。

ローレンス先生は、最初から私を家族の一員のように扱ってくださいました。ボストンへは最初ひとりで行ったものですから、ご自宅の一部屋を一か月以上使わせていただき、わが子のようによくしていただきました。

日野原　ローレンス先生には、三人のお子さんがいらっしゃるのでしょう。

福井　そうです。ローレンス先生ご夫妻には、三人お子さんがおられます。当時、まだいちばん下の娘さんが小学生だったのですが、加えて、韓国から二人の小学生兄妹を養子に取られました。現在では、養子の二人を含め五人の子供全員が大学を卒業しています。

本当にフィランソロピック（人類愛的）な先生で、そのような人物にお近づきできたということは、私にとって最大の幸せでした。ローレンス先生のお父さまは牧師で、奥様も素晴らしい人です。アメリカの典型的な教養あふれる中流家庭での生活を、経験させてもらいました。

当時、ローレンス先生は毎朝ジョギングをされ、ボストンマラソンにも何回か出場された経験をおもちでした。私も朝六時半ごろ一緒に家を出て病院に行くという生活をさせてもらいました。

ケンブリッジ病院では三年間、一般内科のクリニカル・フェロー（コラム1参照・六二頁）をしました。将来、わが国に真のプライマリ・ケアを根付かせる目的で、日野原先生と武見太郎先生（当時、日本医師会会長）が提言されて開始された厚生省（現・厚生労働省）のプライマリ・ケア（コラム2参照・六四頁）指導医養成のための留学プログラムで勉強させていただいたのです。最初の二年間は一般内科の臨床のみに携わっていましたが、徐々に一般内科（当時はプライマリ・ケア内科といわれた）での研究は、いったいどのようなものなのかを知ることに興味が移っていきました。

各臨床専門分野の比較的簡単な病気だけを寄せ集めて対象にしているのがプライマリ・ケアだとしたら、大した研究もできず、学術的には何のやりがいもないのではないかといった素朴な疑問を、当初から持っていました。そこで、ケンブリッジ病院の優秀な同僚たちが、いったいどういう研究をしているのかに強い興味を抱いたのです。

同僚の多くが、ＭＤ（医学博士）に加えてＭＰＨ（マスター・オブ・パブリックヘルス：コラム3参照・六六頁）という肩書を持っていることがわかりました。それはスクール・オブ・パブリックヘルス（公衆衛生大学院）で、疫学や統計学などを勉強して取得できる学位なのです。集団としての患者さんのデータを解析し、最も効果的・効率的に患者さんの健康の度合いを高める医療行為を見つけ出すことこそ、プライマリ・ケアの研究だということがわかりました。

そこで、私も、ハーバード大学のスクール・オブ・パブリックヘルスで勉強したいと思うようになり、日野原先生、ローレンス先生、同僚のエイブラム医師に推薦書を書いていただき、一九八三（昭和五八）〜一九八四（昭和五九）年のＭＰＨのコースに入学することができました。ケンブリッジ病院での一般内科臨床、スクール・オブ・パブリックヘルスでのＭＰＨコースで、日野原先生のおっしゃる「日々身長が伸びる」ような学びの経験をすることができました。

帰国後は、総合診療という一般内科的な臨床部門を佐賀医科大学（現佐賀大学医学部）、続いて京都大学に設立することに携わってきました。同時に、京都大学では大学院の臨床疫学分野の設立、アメリカのスクール・オブ・パブリックヘルスに相当する社会健康医学系専攻の設立に関わり、患者さんのデータを解析して医療の質を高めるための研究を普及させたいとの思いで今日までやってきました。

今、ここ軽井沢で対談させていただいていますが、このホテルで行っている臨床疫学ワークショップ（臨床研究データ解析ワークショップ）も、日野原先生が理事長をされている財団法人聖ルカ・ライフサイエンス研究所が主催し、臨床研究を実際に行うための臨床疫学や臨床手法を勉強するワークショップです。

聖路加国際病院での研修時、日野原先生から伺ったお話の中に、教育というのは体系立ててきちんとやりさえすれば、今までの医師が五年かかって学んだことは二年でマスターできるはずだ、というお話がありました。ケンブリッジ病院やハーバード大学での教育状況を見るにつけ、きちんと体系立てて教育しないとだめだという思いがますます強くなり、私も教育に興味を持つようになりました。

日野原先生のご紹介で、ローレンス先生という素晴らしい教育者に出会えたことが決定的でした。今でも覚えていますが、笹川記念会館の中にあったホテルのロビーで初めてローレンス先生の面接を受けました。その時も、日野原先生が教育セミナーの講師にローレンス先生を招待されたのですね。

日野原　そうです。(財)ライフ・プランニング・センターで主催した国際セミナーの時でした。

福井　その時に三〇~四〇分話をしただけなのですが、後は責任を持って手続きするからとおっしゃって数か月後にはボストンに呼んでくださったのです。日野原先生、ローレンス先生という二人の恩師に出会うことができたからこそ、プライマリ・ケア、医学教育、臨床研究に取り組んでこられたと、心から感謝している次第です。

Column 1

アメリカの医学教育制度

アメリカで医師になるには、まず四年制の大学（カレッジ）を卒業後、大学院レベルの医学校（Medical School）を卒業するのが一般的なコースです。一九九〇年前後から、アメリカの医学校における教育カリキュラムは徐々に変わってきました。現在では、ほとんどの医学校で、かつての解剖学、生理学、病理学などといった基礎医学教科を大講堂で大勢の学生に講義することは非常に少なくなりました。実際の、あるいは仮想の患者の臨床問題を解決するプロセスの中に基礎医学を組み込み（問題解決型、統合型）、学生は自習をしたり、チューターとともに小人数のグループで討議をして（小グループ、チュートリアル）学んでいます。

三年次、四年次はクリニカル・クラークシップと呼ばれる臨床実習を行います。医療サービスチームの一員として患者を受け持ち、Attending Physician（臨床指導に当たるスタッフ医師）やレジデント（わが国の研修医に相当）から多くのことを学びます。四年次には、National Resident Matching Program（全国レジデント・マッチング・プログラム）によって卒後臨床研修（レジデンシー、内科は三年間）をどの病院で行うのかを決めます。これによって、卒業直後の七月から臨床研修を行う病院が判明します（マッチング）。

レジデンシーの期間、レジデントは非常に多忙で、その後、各分野の専門医になるためにはさらに何年間か専門分野の臨床トレーニングを積み、試験を受ける必要があります。レジデンシー修了後、患者を診ながら専門分野の勉強をする立場の医師をクリニカル・フェローといいます。クリニカル・フェローは臨床研究にも携わり、一部の時間はレジデントの教育にも当てます。

外国人がアメリカの病院で働く資格を取るためには、ＵＳＭＬＥ（米国医師資格試験、コラム4参照・八〇頁）のステップ1、ステップ2に合格し、ＯＳＣＥ（客観的構造化臨床試験、コラム6参照・八四頁）に相当するＣＳＡ（Clinical Skills Assessment：臨床手技評価試験）に合格して、アメリカ国内の病院で三年間のレジデンシーを修了しなくてはなりません。そうして初めて、州ごとの医師免許が交付されるのです。

（福井次矢）

Column

2 プライマリ・ケア

プライマリ（Primary）という言葉には「主な、第一（位、次）の、最初の、根本の、基本的な」など様々な意味があります。そのためプライマリ・ケアというと、「患者が最初にかかる医療（初期医療）」といったイメージを抱く者もいれば、「医療の根本的、理想的なあり方を問う言葉である」とのイメージを抱く者までおり、議論が噛み合わないことが少なくありません。かつて、一九七〇年代半ばにはプライマリ・ケアの定義が三八もあったといわれ、いみじくもこの言葉がいかに幅広い意味を持っていたかを示しています。

一九七八年には、アメリカ科学アカデミーの一組織であるInstitute of Medicine（医学研究所）が、次の五つの特徴を備えた医療が「プライマリ・ケア」であると定義しました。

①近接性（Accessibility）

患者が受診するにあたって、時間的、地理的、経済的、心理的な障害がないこと。

②包括性（Comprehensiveness）

患者の抱える症状や病気の大部分に対して適切な対応ができること。

③統合性（Coordination）

治療上適切なタイミングで、専門医やコメディカル（医療者）の協力を得ること。

④継続性（Continuity）

同じ患者を長年にわたって診ること。

⑤責任性（Accountability）

患者に対して行った医療の過程と結果を評価し、技量とサービスの向上を図ること。

この定義は、各項目の頭文字をとってＡＣＣＣＡと呼ばれ、多くの医療関係者の賛同を得てきました。

その後一九九六年には、同じInstitute of Medicineが、もう一度プライマリ・ケアの定義に取り組み、「プライマリ・ケアとは、患者の抱える問題の大部分に対処し、継続的なパートナーシップを築き、家族および地域という枠組みの中で責任ある医療を提供する医師によってもたらされる、総合性と受診のしやすさを特徴とするヘルス・ケア・サービスである」としました。

プライマリ・ケア医のイメージは、心臓の病気だけ、あるいは胃の病気だけ診るというタイプの医師ではなく、あらゆる症状、あらゆる病気の基本的な診断や治療を行うことができ、必要に応じてほかの専門医やコメディカルに紹介できる臨床能力を持ち、地域に密着して患者を長年にわたって診る医師であるといえるでしょう。

（福井次矢）

Column 3

ＭＰＨ（Master of Public Health）

アメリカでは、連邦政府厚生省から認可された独立機関である公衆衛生学教育協議会（The Council on Education for Public Health）により認定された三一の公衆衛生大学院（School of Public Health）で、一定の教科を勉学した者に与えられる学位がＭＰＨ（Master of Public Health：公衆衛生学修士）です。

公衆衛生大学院は、公衆衛生分野での高度な専門職業人を養成する大学院で、少なくとも医療統計学、疫学、環境科学、保健サービス管理学、社会行動科学の五つの分野を含むカリキュラムを備えていなくてはなりません。

二〇〇二年二月時点では、三一の公衆衛生大学院が認定されています。ジョンズ・ホプキンズ大学やハーバード大学など、約九〇年の歴史を持ち、規模が大きく人気の高い公衆衛生大学院には、一九八〇年代から多くの臨床医が医療統計学や疫学の勉強をするためにＭＰＨのコースに入学するようになり、今や両大学の学生の七〇％は医師で占められています。彼らのほとんどはＭＰＨの学位を取得後、臨床に戻り、診療しながら臨床研究を行うというアカデミック・フィジシャンとなっています。当然ですが、両大学の残り三〇％の学生、他大学の公衆衛生大学院の学生のほとんどは、公衆衛生分野（厚生省、州の保健局、ＷＨＯなどの国際機関）の専門家になることを目指す人たちです。

わが国で初めてのSchool of Public Healthは、遅ればせながら二〇〇〇年に専門大学院として京都大学に設置された「医学研究科社会健康医学系専攻」です（現在は、専門職大学院の一つとなっています）。

本専攻は、設置当初からアメリカの公衆衛生大学院の認定基準をモデルにしていて、医療統計学、医療疫学、薬剤疫学、ゲノム疫学、医療経済学、健康情報学、医療倫理学、健康増進・行動学、医学コミュニケーション学、国際保健医療政策学、社会疫学などの分野からなっています。

（福井次矢）

第二章

アメリカの医学教育・日本の医学教育

アメリカの医学教育、日本の卒後研修

日野原　先生が留学されたころ、ケンブリッジ病院には医学生が来ていたでしょう。

福井　ええ、来ていました。

日野原　それからインターン、レジデントね。日本の医学生とアメリカの医学生とでは、どういう違いを感じられましたか。

福井　全然違っていました。アメリカの医学生は、日本の医学生とは比べものにならないくらい臨床的な能力が高く、日本の研修医の三年目くらいのレベルのような印象を持ちました。これは、全く教育のシステムが違っているためです。アメリカの医学部は大学院ですので、四年制の大学を卒業した人が医学生になります。そして、医学部では最初の二年間で講義形式の勉強は全て終わり、三年目、四年目には臨床実習のみ行われます。いろいろな関連病院を回りながら勉強していますので、最初はレジ

デントかと思いました。

日野原 向こうは医学部が四年のコースで、三年、四年になるともう病棟に出てくるでしょう。患者に責任を持って担当するわけですね。患者さんも医学生をドクターと呼びます。ステューデント・ドクターという意味ですが、でもドクターと言うからには、言われるほうでもそういう気持ちになってきますね。

福井 そうですね。病棟では実際、手技的なことを含めてほとんどのことを学生が行います。注射や処置も行います。

日野原 注射も採血も、脊髄液を取ったりすることまで、学生ができますね。

福井 しかも、レジデントがそのような医学生を教えているのです。そして、卒後一年目のレジデントは二年目のレジデントから、二年目のレジデントは三年目のレジデントから教わるという、いわゆる屋根瓦方式と言われる実地教育システムになっています。

日野原 今、アメリカでは三回、国家試験を受けるでしょう。

福井　はい。アメリカでは今、USMLEステップ1（コラム4参照・八〇頁）を、医学部二年次終了までに受けます。

日野原　在学中ですね。

福井　そうです。それから、卒業前にUSMLEステップ2が受けられます。

日野原　それは臨床の試験ですね。

福井　はい。それから医学部卒業後、レジデントになって一年半以降に、USMLEステップ3を受けます。

日野原　それが面白いんですね。ステップ3には、患者のマネジメントが入ってきますね。マネジメントというのは、ただ薬をどうこうするというのでなしに、その患者さんの病気の問題解決をするために、全生活的にどういうふうに指導すればよいかという、医療の本質に触れる最後の仕上げなのです。これを卒業後一年半以降に受けて、初めて独立した医師になれる。日本の研修医というのは、卒業試験を一回受けるだけです。一回受けたら後は何もしないで、何科をやっても法律違反ではないのです。事実、研修医が当直のアルバイトに行きます。何も知らないのに当直をやって、高い当直料をもらっているというわけです。

日本は研修医の給与が大変低いので、低ければ低いほどアルバイトをやりますが、指導医がいないのだから危なくてしょうがない。そういう状態でも違法ではない。しかも、二年の卒後研修が必修化されていない平成一五年度までは毎年八〇〇〇人の医学生が卒業して、全体の約二割、一五〇〇人くらいは研修を受けていなかった。医師の卒後研修が義務ではなかったからです。それはおかしいということを、私は、もう三〇数年間言い続けてきたのですが、法律というのは一回できたらなかなか変わりません。お役人は変えることを面倒と思うのでしょうか。それが今度、卒業後の臨床研修が必修化されることが法律で決まりましたね。

福井　はい。二〇〇四（平成一六）年から卒後臨床研修がいよいよ義務化されます。決められたカリキュラムの研修を二年間受けて、病院長が研修修了の認定をしたなら医籍登録されます。研修修了の認定を受けなければ、開業する時に知事の許可が必要になりますし、病院の院長になれません。今回必修化されるということは、わが国の医療の質を高めるうえで重大なステップだと思いますが、先生は今後、より理想的な卒後研修はどうあるべきだと考えられますか。

日野原　私は、日本ではアメリカほどには臨床的な教育がされず、しかも国家試験を一回通ったら、臨床能力も十分でないのに医師の資格を与えられたという制度はおかしいと思います。責任者のいるきちんとした病院で二年間訓練を受けるという、今度の制度にやっとなったのは非常によいことです。それは私が、心から長年望んでいたことです。

今、聖路加国際病院でも、二〇〇二（平成一四）年を例にとると研修医は一〇〇人が志願して二五人が合格しています。したがって優秀な人が入っているはずです。ところが、私が回診の時にケース・プレゼンテーションをさせたり、何か質問をすると、アメリカの医学生の四年課程の三年生レベルくらいでしかないのです。臨床能力は、聴診器の持ち方から使い方まで、まるで身についていない。いわんや眼底なんか見ることはできません。病歴も長たらしくて、何を言っているのかわからない。

アメリカのレジデントや学生のケース・プレゼンテーションを聞くと、まるでその患者さんを目の前にしているかのように、その患者さんの生きざまや病状を具体的に思い描くことができるのです。患者さんに会って病歴をとって、調べたことを要領よく短い時間に言うことが日本の研修医にはなかなかできず、とにかくダラダラとやる。だからカンファレンスが延びる。どうせ終わるのも遅くなるからカンファレンスに遅れてくる、というような悪循環のありさまです。

聖路加国際病院で研修をしたある医師ですが、よくカンファレンスに遅れてきていました。「君ね、アメリカの大学に行くのだから、きちんと時間通りに出ないとだめだよ」と言っておいたのですが、アメリカの大学で最初のカンファレンスに一五分か二〇分遅れてしまった。そうしたら、ボスの教授から「君には遅れた理由があるのだから、それについては何も言わないけれども遅れたら、カンファレンスルームには入ってくれるな」と言われた。アメリカ人は食事をすると遅刻すると思ったら、食べないで、遅れないで入ってきて、そこでドーナツとかコーラをとっています。日本人は食べてから遅れて入る。食べるほうが優先。向こうは遅れないのが優先。日本人は、先生が講義しているのにドーナツなんか食べるのは行儀が悪いと思いますが、向こうは遅れないのを優先しているのです。

福井　日本の多くの大学では、学生が遅れて講堂に入ってくるのは当たり前と考えられている節があります。私が講義していても、近くの入り口から大きな音を立てて入ってきて、学生は何とも思っていないのです。

日野原　学習時のマナーの問題ですね。自分本意に考えている。やはり、臨床医学の基礎として、解剖や実習でもマナーがあるように、臨床医学の学びにもマナーがあります。

アメリカでは医学部一年の後期から、患者へのインタビューの学習が始まる。解剖などはまだ十分にやらないうちに、患者への面接の仕方、対応の仕方を訓練するのです。人間が会話をする際の常識を教えるということは、医学でなくても必要なことです。

基礎医学というのは元々解剖や病理でしたが、今や基礎というのは人へのタッチの仕方、それから臨床疫学や統計学的なことだと思います。

福井 私も全く同感です。日本では明治以来、ドイツ医学の影響を受けて、まず基礎医学をやって、次に臨床医学の講義を聞いて、最後に患者さんのところで勉強するという教育プログラムですが、欧米のドクターと比べて臨床能力にものすごく差があるということが、日野原先生はじめいろいろな識者の方から指摘され続けています。ここにきてようやく医学教育が変わりつつあるというところです。

変わりつつある日本の卒前教育

日野原　日本医学教育学会（コラム5参照・八二頁）ができてから、もう三四年ですね。

福井　当時、日野原先生をはじめ、オーストラリアでの教育者研修に出席された大先輩の先生方が開始された医学教育ワークショップも、最初のころは、周りから無視されていたように伺いました。

日野原　教育などというのは、研究ができない人がやることだという風潮でしたね。

福井　今、ようやくそのような風潮は変わりつつあります。東京女子医大をはじめ、問題解決型の統合教育を始める大学も出てきました。それから、アメリカのUSMLEに相当する全国共用試験が二〇〇五（平成一七）年から正式に始まります。これは臨床実習に入る前に、全国の医学部の学生が同じ試験を受けるというものです。知識試験についてはコンピュータで行い、OSCE（オスキー：コラム6参照・八四頁）

と呼ばれる臨床技能を見る試験も行います。そして、あるレベル以上の医学知識と臨床技能を身につけた学生のみが、臨床実習で患者さんに医療行為をするというものです。わが国の医学教育のレベルアップに、かなり大きなインパクトがあると思います。

日野原　ＯＳＣＥを始めたのはイギリスですね。

福井　はい。イギリスのハーデン教授が、一九七五年に提唱しました。

日野原　近代医学というのは、アメリカが非常に目立っています。ノーベル医学・生理学賞の受賞者数でもそうでしょう。アメリカは医学教育に多くの人材とお金をかけてやっていますが、そこまで労力をかけずに、教授の数も少ないイギリスで、新しいアイデアがいろいろ出てくる。ペニシリンの発明もそうですね。教育も必ずしもお金をかけなくとも、同じことがいえるのではないでしょうか。

福井　そうですね。ハーデン教授が提唱されたＯＳＣＥが、今、世界的に普及しつつあります。ＯＳＣＥのうち医療面接の評価には、模擬患者さんが使われます。実は、模擬患者を日本に最初に紹介・導入されたのは日野原先生なんですね。

Column 4

ＵＳＭＬＥ（米国医師資格試験）と日本の医師国家試験

ＵＳＭＬＥはUnited States Medical Licensing Examinationの頭字で、アメリカのNational Board of Medical Examiners（ＮＢＭＥ、全国医学試験官連盟）が行う医師資格試験です。わが国の医師資格試験は国が行いますが、アメリカではアメリカ医師会や各州の医療評議会の連合体（Federation of State Medical Board）などの民間団体の支援で設立されているＮＢＭＥが行います。その試験結果はほとんどの医学校の進級判定や、州の医師免許の認定に用いられるという仕組みになっています。

一九一五年の設立以来、ＮＢＭＥでは膨大な量の試験問題をプーリングしながら、その質の向上（受験生の優劣を見分けるのに適した問題の作成《識別指数などを指標として判定》：ブラッシュアップといいます）に努力しており、各大学で教師が片手間に作る試験問題とは、優秀な学生とそうでない学生を識別する能力に明らかな差があると考えられています。

ＵＳＭＬＥにはステップ1とステップ2、ステップ3があります。ステップ1は医学校の二年次終了までに、ステップ2は卒業前に、ステップ3は卒後研修（レジデンシー）開始一年半程度たってから受験します。実際、約一二五ある医学校の九〇%以上において、ステップ1に合格することが三年次以降の臨床実習(Clinical Clerkship)へ進級するための必須要件となっているのです。

ステップ1は基礎医学および臨床医学の知識に関する試験で、ステップ2は臨床的な事柄についての知識試験です。ステップ3は症例を提示して診断や治療、検査の指示を出すという試験スタイルです。

USMLEは、全米と世界各地にある試験場でコンピュータの端末を用いて行われ、各受験生は、プールされている膨大な数の問題の中から無作為に選ばれた問題を解きます。このため、受験生によって与えられる試験問題が異なります。また、再受験したい場合には、六週間、間をおけば何度でも受けられます。

一方、わが国の国家試験も、近年著しく改善されてきました。試験問題の質がよくなり、しかも二〇〇五(平成一七)年から試験の時期が一か月前倒しになり、二月に施行、三月に合否発表、四月から義務化された臨床研修に入れるようになります。

(福井次矢)

Column 5

日本医学教育学会

日本医学教育学会は、医学教育に関する研究の充実・発展ならびにその成果の普及を目的として、故牛場大蔵先生（初代会長、慶應義塾大学微生物学教授）を中心として、一九六九（昭和四四）年八月に創立されました。

以後わが国の医学教育の改善に大きな足跡を残し、一九九七（平成九）年には日本医学会に第九〇分科会として加盟を認められました。二〇〇三（平成一五）年七月現在、個人会員一八三八名、機関会員（大学や病院など）二五一機関となっています。

学会活動は、年次大会の開催や機関誌「医学教育」の発刊、各種テーマについての委員会、医学生や指導医、SP（標準模擬患者）養成者などを対象としたワークショップ開催など、多岐にわたります。特筆すべきは、何といっても「医学教育者のためのワークショップ」（いわゆる富士研ワークショップ）の開催でしょう。テーマごとに小グループで討議し、その成果を全体会議で発表するワークショップ形式をとっています。

参加者は医学教育カリキュラムのプランニングを行い、学習の基本原理（目標、計画、評価のサイクル）や教育学の基本を学び、ＳＰを用いた医療面接やＯＳＣＥ（客観的構造化臨床試験、コラム６参照・八四頁）などの新しい教育技法を体験したり、新たな医学・医療のパラダイム（枠組み）などに触れる、四泊五日の集中プログラムです。

一九七四（昭和四九）年の第一回「医学教育者のためのワークショップ」は、牛場大蔵先生をディレクターに、吉岡昭正先生（順天堂大学医学部医学教育研究室助教授）、尾島昭次先生（岐阜大学医学部病理学教授）、鈴木淳一先生（帝京大学医学部耳鼻咽喉科教授）、田中勧先生（国立東京第二病院外科医長）をタスクフォース（企画班）に、そして日野原重明先生（聖路加看護大学学長）、館正知先生（岐阜大学医学部公衆衛生学教授、医学部長）、堀原一先生（筑波大学医学専門学群臨床医学系教授・外科学）をコンサルタントとして開催されました。

そして二〇〇三（平成一五）年一二月には第三〇回を数えました。これまでに、延べ一二〇〇名の医師や大学教師がこのワークショップに出席しており、わが国の医学教育に与えた影響は計り知れないほど大きいことがわかります。

（福井次矢）

Column 6 OSCE（Objective Structured Clinical Examination：客観的構造化臨床試験）

医学生や医師がどの程度の知識を持っているのかについては、昔から行われている筆記試験や口答試験で評価することができます。しかし、実際に患者に対して行う面接や、診断・治療の手技については適切な評価方法が今までありませんでした。

OSCE（Objective Structured Clinical Examinationの頭字で、オスキーと発音されます）は、臨床技能や態度を客観的に評価する方法として、イギリスの医学教育の専門家であるハーデン（R. M. Harden）教授らにより考案されました（Harden RM, Stevenson M, Downie WW, et al : Assessment of clinical competence using objective structured examination. Br Med J 1 : 447-451,1975）。

これは、外来診察室のような部屋（ステーション）をいくつか用意し、それぞれのステーションが、医療面接、心臓の聴診、腹部の診察、神経学的診察などの臨床課題のうち一つを試験する場となります。受験者は各ステーションを決められた時間で回り、そのつど評価者（試験官）から評価を受けます。五つの課題について試験したい時には五つのステーションを、一〇の課題について試験したい時には一〇のステーションを用意します。

ＯＳＣＥは、あらかじめ決められた臨床上の課題に対する受験者の手技、言動、態度について、第三者である評価者が（＝客観的に）、あらかじめ決められた項目ごとに一定の（＝構造化された）方法で評価します。日本では「客観的臨床能力試験」と紹介されていますが、逐語的には「客観的構造化臨床試験」と訳すべきでしょう。

現在では世界の多くの国々の医学教育や医師資格試験で取り入れられていて、わが国でも、最近の数年間で急速に広がり、現在では、全ての大学で何らかの形でＯＳＣＥが行われています。ＯＳＣＥは二〇〇五年度（平成一七年度）からの正式運用も視野に入れ、全国共用試験（臨床実習に入る前に行う全国規模の試験。平成一四年から試験的に行われている）の中で、コンピュータで行う知識試験と並行して実施されることとなっています。

将来的には、臨床技能や態度も客観的な評価を受け、あるレベルに到達している医学生のみが臨床実習に入ることになり、したがって、よりレベルの高い臨床実習を行うことが可能となるはずです。

（福井次矢）

模擬患者、ＯＳＣＥ、グループ学習

日野原　模擬患者というのは、一般の人にボランティアとなって演技をしてもらうことです。うつ病の患者になるとか、癌末期の患者になるとか、あるいはヒステリーの患者になるとか、糖尿病の患者、心臓病の患者になってもらう。そういう実演をしてもらうということですね。

これは患者をまねることなのですから、一般の人がやったほうがよいのです。ご主人が癌の末期であるとか、リウマチになった、あるいはパーキンソン病であった場合、家族はそばで見ていますから、立ち居振る舞いがわかります。ご自分が興味のある病気を患う患者のいる病院やリハビリ施設に行って勉強し、まねをするわけです。

そういうシミュレーションをするのを模擬患者（シミュレイテッド・ペイシャント、あるいはスタンダーダイズド・ペイシャント：ＳＰ）と呼びます。カナダのオンタリオ州ハミルトン市にあるマクマスター大学医学部で始まり、私はこの病院に見学に行ったりして、一九七五（昭和五〇）年に日本に紹介しました。

福井　OSCEの医療面接のステーションでは、そのような標準模擬患者の訓練を受けた方に患者さんの役をしてもらい、医学生がインタビューするところを教官が観察をして、それで評価をする。どういうところがよかったか、どういうところが足りなかったか。

それから、標準模擬患者さんも評価をするんですね。これこれについて医学生が聞いてくれてよかった。でも、こういうことを聞いてくれなかったとか、その時の表情はどうだったとか、その場で評価し、フィードバックするということが非常に重要なのです。それ以外にも、脈拍や血圧の測り方、心臓や肺の聴診、神経学的な所見のとり方、レントゲン写真の読み方などを実演させて評価します。

日野原　血圧計のカフの巻き方から全部テストされるわけですね。

福井　そうです。全国共用試験では、模擬患者さんを使ってOSCEという実技試験を行い、知識試験をコンピュータで行います。そしてあるレベル以上に達している学生のみ臨床実習に進んでもらいます。臨床実習では、現在研修医がやっているような医療行為まで学生にやってもらう。そうすることで、大学医学部卒業時には、今よりもずっと高い臨床能力を身につけた医師を養成しようというもので、卒前教育もかなり変わりつつあります。

二〇〇四（平成一六）年から義務化される卒後研修も大きく変わってきていますし、卒前教育も本格的に変わりつつあります。両方が連動して、よい方向に行くのではないかと期待しています。

日野原　ハーバード大学でも、マクマスター大学で開発された少人数グループ学習では問題解決技法を採用しているようですね。

今から二〇年近く前までは、先生が上からじょうろで水を注いで、皆口を開けて飲むような、講義中心の方法（ダイダクティブ・メソッド）でした。それが体験学習に変化し、グループで何かをさせて学びとる。そこには指導者がいて、ここに行って調べたらよいといったサジェスチョンをする。指導医がついて、そして、小グループごとに皆が朝集まってグループ間で話し合い、夕方にはまた皆集まって、その成果を報告するという、お互いに勉強する方式ですね。

この方法を取り入れる初期には、学生を半分に分けて、一方は在来の講義式、他方は、講義を二割くらいに減らして後はグループ学習でやるということを数年やったら、グループ学習のほうがずっと教育効果が高かったということです。自己学習のほうがよかったということで、今は全部そうなっているのですね。

この新しい教育法を、ハーバード大学医学部ではニューパスウェイと呼びました。これはデューク大学の元教授トステソン先生が、ハーバード大学の学部長になってから行ったプログラムでした。

福井　問題解決型の少人数グループ学習では、たくさんの小グループを担当する多くの教官が必要になりますね。

日野原　教官がたくさんいるから、お金もかかります。企業からの寄付も多いハーバード大学ではできますが。もうひとつの問題は、指導教官になって教育に熱中すると、自分自身の論文が書けず、昇進の機会が失われる。そのために、教育をやるよりも、研究をやったほうがよいといった考え方になってしまうという問題もあります。日本では、教育をやると損をするといった風潮がハーバード大学以上にあります。

それから日本では、医師ではない学生が医療行為をやってよいのかという問題があります。アメリカでは脊髄穿刺までも学生がやるのです。日本では法律関係の人がやかましいですね。

福井　その点につきましては、文部省と厚生省（現・文部科学省、厚生労働省）が協力して臨床実習検討委員会を設置し、一九九一（平成三）年にその委員会報告書が出ました。委員は医師と法律家から成っていて、私も委員として討論に加わり、外国の状況についての調査を行いました。報告書では四つの要件を満たせば、学生も医療行為をしてよいという結論になりました。

第一に、医学生が一般の人とは違って十分な医学的な知識を持っていること、第二に、患者さんからインフォームド・コンセント（説明と同意）を取ること、第三に、角膜の処置などのような危険な行為ではないこと、そして第四に、スーパーバイザー（監督者）が必ずついていることです。これら四つの要件を満たせば、医学生であっても医療行為をしてよいという見解なのです。

医学生が一般の人とは違うレベルの医学的知識を持っているということを、各大学が保証できるような教育、評価をしてほしいということが、実は報告書の重要な骨子だったのです。ところが、文部省の科研費での研究の一環として、一九九七（平成九）年に私が研究代表者で行った全国の大学医学部の調査で、大多数の大学ではきちんと責任を持って医学生の医学知識を評価していないことがわかりました。そのために、アメリカのUSMLEのような全国組織を作って、良質の問題だと検証された問題を使って、全国の医学生の試験をしたほうがよいのではないかというのが、私たちの研究報告書の結論になっています。

実はそれを踏まえて、今回の全国共用試験をやろうということになったのです。私の理解しているところでは、全国共用試験さえ通っていれば、患者さんへの医療行為を伴う臨床実習を行うことは法律的にはクリアできると思います。

患者さんが、よい医療人を育てる

日野原　患者さんを含めて一般の人々が、医学教育や医療人養成の意義を認めて、自分もそれに参与するということがないと、やはりよい医療人は育ちません。残念なことに、「学生さんに医療行為をやってもらうのはいやだ」といった感情があるのです。

日本人は、今や世界でいちばんの高学歴社会です。国民の九六%は高等学校に進学します。そして四五%は大学まで行くでしょう。こんな国は世界のどこにもありません。それなら、一般の人々への働きかけを上手に行って、だれもが病気になるのだから、医学教育に参与することが社会的に意味のあることだという認識を持ってもらうべきです。

何を食べたら健康のためにはよいのかといったことが健康教育ではありません。自分だけよければよいというような利己主義ではなく、社会的な立場から医療の向上に参与するといった教育が、本当の健康教育ではないかと思います。

福井　日野原先生が、ずっとおっしゃっていることのひとつが、医療そのものを評価するということの重要性です。一般の人から十分評価されてこなかったために、医療に携わる者が独善的になってしまったということですね。医学教育も、一般の人からのいろいろなフィードバックを受けないとだめだということだと思います。

日野原　医師には、「素人のくせに口出すな」という意識がありました。ところが、芸術家が「素人のくせに絵や音楽を批判するな」と言うでしょうか。素人でも「ああ、いい音楽だった」というような評価はできます。芸術（アート）はつねに多くの人に批評されることで、磨かれてきたのです。

医療も癒しのアートというパフォーマンスです。医師も医学知識と技術を身につけ、それをベースに、どういうタイミングで、どのように患者にタッチするかということを実演しなければなりません。それが医術なのです。医術の術は、芸術の術と同じことです。医術も芸術も人間にタッチするという点では同じです。音楽家の演奏が演奏家それぞれによって違うように、医術のあり方も医師によって違う。受ける人が医療を評価して、その結果を公言するようになってくればよいのですがね。

もっとフランクに医療情報を公開して、だれもが自由に医療を批評できる雰囲気ができれば、今の医学教育や医療はここがおかしいのではないかという素晴らしい批評が出てくると思います。

福井　そのための画期的な動きが、ＥＢＭ（Evidence-Based Medicine：根拠に基づいた医療）という考え方に基づく、診療ガイドラインの一般の人々への公開だと思います。

若い医師は、回診を通して磨かれる

日野原　ウィリアム・オスラー（コラム7参照・一〇〇頁）は、医学生や医師への講演の中で、「医学はサイエンスに基づいたアートである」と言っています。それは、医術が患者への癒しのタッチであることを表現しています。絵筆のタッチ、ピアノのタッチと同じようなものです。

オスラーは患者を回診する時、平手で患者にタッチしました。オスラーが、当時何人もの患者が寝かされている広い病室に入ってくると、冗談を言うのですね。それで、急に何か爽やかな風が入ってきたようだったといわれています。

「John, how are you?（ジョン、具合はどうだい）」と言って、平手で患者の背中をたたきます。そして、担当医に「君、これ、水がたまっていないか」と打診の音から問うのです。「いや、レントゲンではたまっていません」と答えると、オスラーはレントゲンをいつ撮ったのかと聞く。それが三日前だというと、「今は違うよ。君、聞いてごらん。呼吸音が弱いよ」と、オスラーは聴診器を当てることなく、平手で患者を打診することで、診断をつけていたのです。冗談を言いながら患者と話して、患者をいい気持ちにさせるというような雰囲気づくりを、爽やかな風が流れるように行いました。

福井　回診は、非常に難しいですね。私自身、レジデントになって、聖路加国際病院で日野原先生やほかの医長の先生の回診を経験しました。今、自分が大学の教授をしていて、何のために回診をするのか、どうすれば医学生や研修医の役に立ち、患者さんにも役に立ち、倫理的にも問題のない回診ができるか、考えれば考えるほど難しいのです。

でも最終的には、私にとっての原点である日野原先生の回診に帰っていくような気がします。患者さんの病歴をよく聞いて、身体診察をきっちりすれば、その二種類の情報で問題はほとんど解決されます。

日野原　先生は、そのことについて、論文にも書かれたでしょう。

福井　ええ、病歴だけで、どれくらい正しい診断を予測できるか、身体診察の情報が加わると予測の正確度はどれくらい上がるのか、というふうなことについての論文です。病歴をよく聞くだけで、七〜八割は正しい診断がつけられるのです。そして、身体診察の情報、検査結果の情報が追加されるにしたがって、五%ずつ正しい診断の割合が増加していきます。どうしても診断がつかない人も、一〇%足らずはいるのですが。

日野原　ことに心臓病などは、話を聞くだけでだいたいわかりますね。

福井　やはり指導医が学生や研修医に、病歴のとり方と身体診察の仕方をきちんと教える必要があります。実は、そこがいちばん難しいところですね。学生も研修医も、自己流で病歴をとり、自己流で身体所見をとっています。私が聖路加国際病院で研修医だったころ、日野原先生の回診でプレゼンテーションをするケースが当たった人は、徹夜で勉強していました。それでも、最後は日野原先生の質問に答えられずに、泣きっ面になるという噂を聞いたものです。でも、それくらい病歴をよく聞かないと診断もつかないし、治療方針も立てられない。

日野原　今の例で思い出した患者さんがいます。心臓弁膜症で四〇歳くらいの方でした。利尿剤、強心剤、ジギタリス剤で治療中で、入院を三回繰り返していました。ジギタリス剤は量が多く、ジギタリス中毒を起こすほどでした。ところが、訪問看護師に自宅を訪ねてもらうと、エレベーターのない五階住まいだったのです。子供が三人いて、毎日、銭湯に連れていく。買い物に行くにも五階を何回も往復しているのです。一階に住むようソーシャルワーカーに手配してもらったら、もう入院することはありませんでした。

病気のことを聞く以外に、どういう趣味があるのか、どういう環境に暮らしているのかというような、患者さんのプロフィールを聞くことが非常に重要です。

福井　先生が回診の時、心不全の患者さんに「何階に住んでいるのですか」と聞かれたことをよく覚えています。私は大学を卒業するまで、そのようなことを尋ねなくてはならないなどと考えたこともありませんでした。心臓の患者さんでは、どれくらい大きかった心臓がどれくらい小さくなったとか、どういう薬を飲んでいるとか、体重がどれくらい減ったといったことばかりに気をとられていたのです。研修医一年目、二年目のころ、先生が患者さんに聞かれた質問は、私にとって斬新なものが多々ありました。

サイエンスとしての医学だけではなくて、医療というのはソーシャルな側面についての配慮がないとよいケアができないということを学び、強く印象に残っています。

Column 7

ウィリアム・オスラー

ウィリアム・オスラーは一八四九年にカナダに生まれ、一九一九年にイギリスのオックスフォードで生を終えた内科医です。カナダのモントリオールにあるマギル大学医学部を卒業後、イギリス、ドイツ、オーストリアに留学しました。帰国後、マギル大学で病理学、生理学、内科学を学生に教えながら臨床研究も行い、病理学に基づいた内科学の実力が高く評価されるようになりました。

三五歳の時にアメリカ・ペンシルベニア大学内科の教授となり、四〇歳から五六歳まで、ジョンズ・ホプキンズ大学医学部の設立に、また内科の看板教授として医学生、レジデントの教育と臨床研究に大きな足跡を残しました。

とりわけ、医学生を教室ではなく、病棟で実際に患者を診ながら教育することを提唱し、今日のレジデンシー・トレーニングにつながる研修体制を作り上げました。また、この時期に執筆した内科学教科書は、その後約半世紀にわたって、世界で最も普及した内科学教科書となりました。

五六歳以降は、七〇歳で膿胸のため逝去するまでイギリス・オックスフォード大学の欽定教授

（国王によって任命された教授）を務めました。オックスフォードでは自分の家を「オープン・アームズ」と名づけて、多くの医学生や若い医師を招き、個人的な交わりを続けました。

ウィリアム・オスラーの名は、死後も英米の多くの医師や医学生に記憶され、今日でもなおイギリス、アメリカ、カナダの臨床医学と医学教育に対する彼の貢献は、極めて高く評価されています。

わが国では、日野原重明先生が長年にわたって、オスラー博士の著作物や人となり、医学と医学教育における業績を紹介されてきました。興味のある方は、「医の道を求めて　ウィリアム・オスラー博士の生涯に学ぶ」（医学書院、一九九三年）、「平静の心　オスラー博士講演集」（医学書院、一九八三年、改版二〇〇一年）などを参照してください。


（福井次矢）

メディカル・スクール構想——四年制大学卒業後に医学部へ

福井　医学生も医師も科学だけではなく、人文科学とか社会学のセンスがなければだめだと思います。日本ではあまりにも画一的のような気がします。例えば物理や数学ができる学生ばかりが医学部に入っています。医学生の入学選抜も含めて、どういう人たちがこれから医学に進むべきか、またはどういうふうに選抜していけばよいかということについて、先生はどう、お考えですか。

日野原　ある国立大学医学部の教授が、「今、入学している九割の学生は臨床家には不向きです」と言っていました。医学部の入学試験自体が、臨床家を選抜するようなものではないのですから。やはり医師づくりには、まず試験を考えるということが大切です。医学部の入学試験だけでなく、医師の国家試験を改めることも必要です。

私は、やはり一般の四年制大学を出てから、医学校に入る制度にするべきだと思います。そして、医学校は四年制にするのです。しかし、そうなると私立の医科大学では、六年制であったものが四年になると学費からの収入が減ることが問題になります。

福井　経営が難しくなるということで、反対されますね。

日野原　国立ならできるのではないかと思うのですが、そうならない。私は、やはり国立というのは勇気ある実験をすべきだと思います。二〇〇四（平成一六）年の春から国立大学も独立法人化しますので、思いきった変革もできるのです。そして、よくなければすぐ改めるということをやらないと。私学は国立の真似をしてきたのですが、国立そのものが非常に保守的でした。医学校は、本当に改革のスピードが遅かったのです。文部科学省の医学教育課の課長の任期は二～三年でしょう。何も変えられないのです。まれには、かなり思いきって変えようとした課長がいましたが。

福井　そのようですね。医学教育課の課長が替わった途端に、方針が変わりました。寺脇さんという医学教育課長の時には、メディカル・スクール構想を促す雰囲気があり、いくつかの大学は本気でメディカル・スクール化を考えました。京大でも、アンケートまで取って、一時かなり真剣に考えました。しかし、課長が替わったら、それはやりませんということになりました。

日野原　医学部など入学の難しい大学に行こうと思ったら、今の子供たちは塾で勉強します。人間へのタッチの仕方とか、人間を勉強するとか、教養を身につけるということはなしに、物理や数学で点数を稼ぐことを学んでいます。それで医学生になっても、礼儀作法も、敬語の使い方も知らずに、患者さんの病歴を取ることになるのです。それでは患者さんのプロフィールを聞くなどということは、おおよそ無理なのです。

ある方が入院したところ、若い医師が来て「おじいちゃん」と言った。彼は六五歳、きちんとした方で、社会学者です。もう、がっかりしていました。塾で受験教育だけを受けている人が、すぐに患者に接するのは無理なのです。四年制の大学くらいは出てから医学校に行くということが必要です。

その点、アメリカでは医学校に入る時点で学生はすでに大人です。デューク大学の医学部長からディナーに呼ばれた時のことです。息子さんが、「パパ、ちょっと用事がある」と言って、ひそひそと話をしていました。息子さんは医学校に入学する際の学費のローンのことをお父さんに頼んでいたのです。

福井 父親に保証人になってほしいということですね。

日野原 アメリカでは高校から大学に行くまでは親が学費を負担しますが、大学を出てからの大学院の費用は学生が持つのは常識で、医学校はいわば大学院です。それで子供たちも医学部に入る時点では、もう大人として自立しているのです。日本では、自立していません。私学には何千万円もお金を出して入る時代もありました。当時、子供が国立に合格すると私学の入学時の入学金がいらない分だけ、息子に外車を買い与えたという親もいました。

福井 それと、銀行のシステムですね。学生に授業料などを貸してくれるシステムも、日本ではまだ一般的ではありません。アメリカでは社会のシステムが学生の自立を促しています。大学だけが変わっても、なかなか学生の自立は達成できそうもないというのが日本の実情です。医学部や学生だけではなくて、社会システム全体が変わる必要があります。

日本の高校教育に変革を

日野原　私の孫はサンフランシスコの高校を出て、推薦入学で二〇〇三（平成十五）年秋からブラウン大学に入ることになりました。高校時代にアルバイトに行った会社で遺伝の研究の指導を受け、論文を大学に送ったのです。私が読んでも、難しくてわかりません。

研究を指導する教授と手紙のやり取りをし、「あなたを学生として迎えるのは、大学として非常に誇りである」という手紙をもらって、孫は感激して涙を流したそうです。

ところが、彼はギャップ・イヤー（gap year）を取って、オックスフォード大学に行きたいと言う。ギャップ・イヤーというのは、一年間休みを取り好きなことをする猶予期間です。せっかく推薦入学が決まったのに、大学としては一名欠員になるのです。日本なら、そんな勝手なことは許されません。ところが、ブラウン大学はＯＫしてくれたのです。

福井　私の高校の先輩で、東大に入った後、一年間休学していろいろな本を読んだ人がいるという話をよく聞きました。知識を広める、見聞を広めるために、システムとしてそのような一年間が用意されているというのは素晴らしいですね。

日野原　この間その孫に会ってみると、大学生ですが精神的に成熟して大変に大人になっていました。私は、今の日本の高校生がもっと成熟し、例えば休暇中は障害者のところにボランティアに行くとか、あるいは難民の世話をするとか、何かの行動を起こして、モチベーションを高めてから医学部に入る必要があると思います。医学部に入学した時点で医師の条件に外れているというのでは困ります。

福井　本当にそうですね。一人ひとりの医学生のニーズや要望に対応できる、余裕とフレキシビリティのあるカリキュラムを作りたいものです。

教授選考への提言

日野原　医学部の教授は、日本では教授会が決めていますね。

福井　大部分の大学で、教授会のメンバーの過半数を獲得すれば教授になれるシステムです。

日野原　アメリカでは教授会には決定権がなく、サーチ・コミッティが教授の選出を行っています。例えば、分子生物学の教授を決める時には、分子生物学に詳しい人がサーチ・コミッティに入り、学部長も入って公募します。応募者は特別講演に呼ばれ、サーチ・コミッティのメンバーから厳しい質問を受けます。また、CPCを行うこともあります。外科なら実際に手術を行ってもらいます。そうやって、臨床の実力を評価するのです。

この人に来てほしいということになったら、その人に研究室を見てもらいます。うちには、これだけの予算と、これだけの設備と、これだけの教室員がおりますと説明し、応募者のほうも自分の研究を行うための注文を出し、双方が合意できれば新しい教授が誕生します。後はそれを教授会に報告するだけです。

福井 日本では、臨床の教授を選ぶ時にも臨床の教授、基礎の教授が同じ重みの一票を投じます。基礎の教授を選ぶ時にも同様です。アメリカのようなシステムにするよう賛同を得るのはなかなか難しいように思います。

日野原 日本のある大学では、教授選になると、教授が友人・知人からこの人を推薦してくれと頼まれる。あちらこちらから頼まれるので、教授選の当日は公用出張で欠席するという話を聞きました。つまり、専門外の教授が人をセレクトする自信がないのです。それを多数決で決めるというのだから、日本の民主主義は甘えています。

アメリカの民主主義は、責任を持って判断することのできる委員会に任せるのです。そして、同等だったら学部長が決めるのです。学部長がうまくやらないと、学長から罷免されます。ちょうど野球の監督とオーナーとの関係のようなもので、監督がよくないとクビを切られるわけです。学部長は体を張って、一生懸命になります。

福井　アメリカの大学の医学部長は、優れた卒業生を輩出することが最大の使命と考えていて、教育に全身全霊で打ち込む人が多いですね。

日野原　私は、「二一世紀の医学教育」という文部科学省の会議に、コメンテーターとして呼ばれたことがあります。その時に、教授会で教授を決めないで、サーチ・コミッティに任せてするようにしてほしいと言ったのです。文部科学省は「それはよい」と言うものの、大学側はどこも受け入れないのです。そういう理屈に合わないことが起こっています。医学部はもっと変わらないといけないですね。

福井　おっしゃるとおりと思います。平成一六年度から国立大学が法人化され、大学や医学部の裁量権が拡大されますので、今後は変わる速度が速くなると思います。

医局講座制、教授会の再構成

日野原　日本は医局講座制といって、教授を筆頭にした大学の医局が関連病院の人事を決め、大学の閥があります。病院の人事は院長ではなく、系列とされる大学の教授が決めるわけです。さらに、外科は慶應系とか、内科は東大系とか京大系というふうに、病院の中でも科によって閥が違う場合も多いのです。

福井　卒後臨床研修のマッチングが導入されましたので、多くの病院で、今後徐々に出身大学の異なる医師が混ざっていくことと思います。

日野原　それから、日本の大学で問題なのは、教授をその学校の出身者からとろうとすることです。東京大学医学部の教授は、東大出身者で占められています。ようやく千葉大や慶應大を出た人が東大の教授になりました。いちばん早く学閥にとらわれない人事をしたのは大阪大学ですね。それから京都大学も東大の人を老年科の教授にしました。

福井　そうですね。京大では老年科の初代の教授が東大の出身でした。

日野原　私立の医学校の場合は、同窓会が強いのです。同窓生を教授にしてくれというような選挙運動が行われます。それで、あの人は製薬会社から研究費をもらったとか、海外旅行をしたとか、そういうふうなスキャンダルも飛び交います。

福井　そういう医局講座制なり、教授選考のプロセスなりは、どうすれば変わるのでしょうか。

日野原　私はサーチ・コミッティによる教授選しかないと思うのですが、教授会は、既得権を守ろうとするのです。

福井　確かに教授選考は、多くの大学で教授会の専権事項となっているように思いますね。

日野原 日本はいろいろな意味で、全てが既得権で固められているでしょう。

福井 そのために、なかなか変われないですね。

日野原 変われない。日本では、非常に保守的なものがずっと残っています。そこだけは、もう手がつけられないという部分があります。官僚の天下りになかなか手がつけられない状態であるのと同じようなことが、医学部にもあるのではないでしょうか。私は大学を変えるには、まず教授会を変える必要があると思います。

それから、日本の大学は教授の数が少ないという問題があります。京都大学内科の教授の数は、今一〇人くらいでしょう。新設医科大学は三人です。高知大学には老年科ができたのですが、例えば三人だと、老年科が循環器もやるということになるわけです。四人であれば循環器と老年科とが独立できるでしょう。

一〇〇年ほど前に東大、京大ができた時に、内科教授は三人、外科教授は二人、解剖の教授は三人でした。それが一〇〇年近くたっても、いまだに内科は三人なのです。

というのは、いったん内科教授になったら、もう既得権であまり多くの教授がいないほうがよいという気持ちになるのです。理学部や工学部、農学部はけた違いに教授が増えたのに、です。

医学部で一〇〇年前の定員がそのまま続いたのは、やはり増やすという運動が足りなかったのではないかと私は思います。それと文部科学省が、工学部や農学部、理学部の講座を増やすように、内科の講座を増やすといったことをしなかったために遅れたのです。二〇〇三（平成十五）年の調査ですが、ハーバード大学は内科の教授だけでも九三人います。ところが、多くても京都大学には一〇人でしょう。普通は三人です。ジョンズ・ホプキンズ大学には内科教授が六六人います。

福井　UCSF（University of California San Francisco：カリフォルニア・サンフランシスコ大学）は四八〇人のスタッフが内科にいて、二五〇人が教授ですね。

日野原　日本の教授は数が少ないので、教育から診療、研究まで何もかもやることはできません。もう少し増やすことが必要です。私学では多少増えましたが、中途半端な名前だけの教授もいるようです。そういうことが変わらないと、日本の教育システムの根幹が変わりません。教育を根本から変えるためには教授会の構成を変える必要があります。

四〇年前から、臨床教授を提唱

日野原　私は、臨床教授ということを四〇年前から提唱してきました。つまり、虎の門病院でも聖路加国際病院でも、あるいは都立の病院でも、本当に実力のある医師であれば臨床教授にして、週に一日は大学に行って無報酬で教育や研究の指導をするとか、手術をする。かつて文部省にそのことを提言したら、それはよい、臨床教授を作りましょうということになった。ところが、大学側が受けなかったのです。というのは、年配の助教授などが大学にいて、自分より若い人が臨床教授になられたら困る、メンツがあるということです。また病院側でも、ある医長は臨床教授になり、もっと古い医長が臨床教授にならないというのでは統制がつかないからと言う。院長がいやがって、結局はできなかったのです。

先生のところには、臨床教授がいらっしゃいますね。

福井　私が教育体制委員長をしている時に、京大で臨床教授の制度をスタートさせました。

当初は各臨床講座から二名までの推薦という枠を設けていたのですが、二〇〇三(平成十五)年からかなり数を増やしています。現在のところ、学生の臨床実習を臨床教授のいる病院でさせてもらうということになっていますが、二〇〇四(平成一六)年度からの卒後臨床研修の義務化に伴って、研修医を教えるという役割も担ってもらう方向で検討されています。そういう場合には、大学病院に来ていただいて指導をお願いすることになると思います。

日野原　少しずつは、よい方向に向いているのですが、どうもテンポが遅い。文部科学省も厚生労働省も融通がきかない。実験的にやってみるということが大切なのです。

福井　確かに日本では、実験的にシステムを変えたり、調査をしてみるという姿勢が著しく乏しいですね。臨床研究でも同じだと思うのです。臨床上、本当にわかっていないテーマなのかどうか、倫理的に問題があるかどうかの二点をクリアすれば、臨床研究にしても教育にしても、また医療体制にしても、実験的に行うことが許されると思うのですが、わが国では今でもなかなか受け入れられません。

医学部長という立場

日野原　医学部長というと、一般の人にとっては医学部教授のトップといったイメージですが、実は医学部の決定は多数決で下されるのです。医学部長は多数決を集計する座長なのですね。例えば解剖の先生を呼んで、「あなた、学生の評判が悪いから、これはこうやってくれよ」とは言わないのです。日本は既得権の世界ですから、辞めさせることもできない。そういうところには進歩がないわけです。

福井　日本では、医学部長は教授との併任です。それがいちばん大きな問題ですね。

日野原　それでは時間がないですね。臨床や研究をやりながらの医学部長なのですから。どういう教授を呼んでくるか、どういうカリキュラムで教育するのかという責任者でしょう。それが臨床をしたり、研究をしたりしていては時間がありません。

福井　ほかの教授にとっては、自分たちと全く同列で、自分より上というイメージがないから、なかなかドラスティックな改革はできません。

日野原　医学部長というのは、今までは臨床系ではなく、基礎系の先生が多かった。臨床をやっている人は忙しくて、手が回らないのでしょう。私は、国立大学のある基礎の教授に一年間にどれくらい講義をしますかと聞いてみました。基礎を十五時間、あとは講師を呼んでやってもらうと言うのです。正直、楽だなと思いました。臨床をやっている先生は大変です。しかも医学部長になったら、どちらかは手を抜かないとやれないでしょう。

大学ではなく、病院が医師を養成できたら

福井 わが国の医学教育の最大の特徴は、生物医学、サイエンスの勉強にカリキュラムのほとんどの時間を費やしてしまい、ヒューマニスティックな側面についての勉強をしにくい点にあります。最初から患者さんを受け持って、本当の意味で医療現場の医学を学び、将来の医療のスペシャリストになるような医師養成コースがあってもよいと思っています。そこで少しとっぴな話なのですが、昔のイギリスのように、ま

たはアメリカのメイヨー・クリニックのように、聖路加国際病院のようなあるレベル以上の教育研修病院が医師を養成するというのはどうでしょうか。

日野原　ジョンズ・ホプキンズ大学病院とメイヨー・クリニックは、二〇〇二年の報告ではアメリカ全体の病院ランキングの一位と二位に入っています。アメリカではいろいろな面から病院の評価をして、その結果を公表しています（表）。メイヨー・クリニックというのは、メイヨー兄弟が設立しました。お父さんは開業医でした。竜巻で非常に多くの人が亡くなった時、メイヨーのお父さんは子供を二人医学校に入れ、医者にしました。そして兄弟は、メイヨー・クリニックを設立して大成功したのです。

福井　メイヨー・クリニックでは医師を養成していますね。

日野原　そうです。結局、医療を変え、医師を変えるためには、実際にモデルを見せないとだめですね。初めは小さな規模でよいから、実験をするようなことが必要だと思います。

福井　例えば、マクマスター大学の医学部では解剖の実習さえありません。ということは、病院でも病理解剖の場さえあればよく、コンピュータなどを駆使すれば、入門レベルの解剖学は教えられるのです。しかし、当面は必要に応じて基礎医学の実習は大学で行い、医師養成のカリキュラム全体は教育病院が責任を持ち、一病院あたり一〇人ないし二〇人くらいの医学生を教育するシステムがあってもよいのではないでしょうか。十分に試す価値があるのではないかと思っています。

アメリカの優良病院一覧

ランク	病院施設名
1	ジョンズ・ホプキンズ病院
2	メイヨー・クリニック
3	UCLA メディカル・センター
4	マサチューセッツ総合病院
5	クリーブランド・クリニック
6	デューク大学メディカル・センター
7	カリフォルニア大学サンフランシスコ・メディカルセンター
8	バーンズ・ジューイシュ病院
9	ミシガン大学メディカル・センター
10	ワシントン大学メディカル・センター

（上位10位、2003年ランキング）

日野原　今、先生がおっしゃったことは、私自身としてはものすごくやってみたい気持ちがあります。ですが、もう九〇歳を超えました。だれかが後になってやってくれるための基礎づくりを私はやろうと思います。オスラー（コラム7参照・一〇〇頁）の講演集にも書いてあります。「病院は大学だ」と。オスラーは今から一〇〇年前にそう言っていました。それを今、福井先生が言われたのです。

福井　今の日本の大学は、患者さんを診るという視点から離れています。先生がずっと提唱されている、患者さんの立場に立ったヒューマニスティックな医師は、今の大学教育では育ちにくいですね。それを是正するのは、やはり病院しかないのではないかと思うのです。病院を主たる教育の場とする医学教育にしないかぎりは、根本的な変化は起こらないのではないのでしょうか。

今、医学部で勉強しているサイエンスのかなりの部分は、実は臨床医になるためには不要かもしれません。カットしてよい部分が現在のカリキュラムにはたくさんあって、ヒューマニスティックな側面の勉強ができる時間を二倍にも三倍にもできればよいと思っています。

今の大学で、そのような教育をするには無理があります。それよりも、病院からスタートしたイギリス的な、またはメイヨー・クリニック的なシステムを作り、少人数の医師を養成する実験を何か所かの病院でできればいいなと思っています。

日野原　私は、オスラーからヒューマンな医学が非常に大切だということを学びました。そして、アメリカでも尊敬するポール・ビーソン先生という、よきモデルに出会いました。日本の若い先生は、なかなかよいモデルに出会えないのだと思います。

オスラーにとってのモデルはまた、三〇〇年前のトーマス・ブラウン（一六〇五～一六八二）にあるのです。私たちがモデルにしたい人は、皆、モデルを持っているのです。オスラーは三人の先生をモデルに持っています。ジョンソン先生というトリニティ大学予科の分校の校長先生です。牧師であったけれども生物学が好きで、若い時に顕微鏡で生物を見ることをオスラーに教えたのです。ほかに、パルマー・ハワードというマギル大学医学部の先生。人間的には、トーマス・ブラウンという神学と医学を一緒にやった人に非常に憧れて、「私が死んだ時にはブラウンの〝Religio Medici〟という本を柩の上に置いてくれ」と言っていました。私たちは、そういうモデルを持つべきだと思います。

最も大切な資質は、患者の痛みに共感できる心

日野原　セシル内科学テキストの冒頭に、こういうことが書いてあります。「医師となる人は、統計的な数字を見てもコンパッショネートな気持ちになるような人間でなくてはならない」。コンパッショネートというのは、「共感できる」「人の気持ちがわかる」という意味ですね。つまり、統計的な数字を見ても、例えば南半球の人々の惨状に心痛むような医師であってほしいというのです。

私はよくアメリカに留学する医師に推薦状を書く機会があります。その時、コンパッショネートな医師だというのが、私の最高の賛辞です。アメリカ人は、コンパッショネートという言葉にひかれます。だれにでも書くと、私の推薦状は信用されなくなるので、人を選んで書いています。コンパッショネートというのは、アメリカでは推薦の最高の辞です。私は、研修医がそういう人間性を持った医師になってほしいということを願いながら、推薦状を書いています。

福井　アメリカでは、コンパッショネートな医師というのは非常によいイメージで受け取られますね。

日野原　コンパッショネートな医者になれということは、人としていちばん大切なことです。一緒に働く人たちと上手に共同していくことができる大人であるということ。そして、患者の痛みを自分のこととして感じるような、そういう優しさがなくてはなりません。痛みを止めるテクニックを教えるだけでなく、医学教育の中でもっと人間づくりがなされなくてはならないのです。

人材育成には、モデルが必要

日野原　日本は、昔から教育に力を入れてきました。明治維新で北海道の僻地にまで全部小学校を作り、先生を送ったのです。日本の小学校教育のスタートは、欧米に比べて決して遅くないのです。明治維新というのは、二〇歳代の人たちが推進したのです。吉田松陰の松下村塾で鍛えられた二〇歳代の人たちが行政に入り、あれだけの僻地に人を送って、基礎的な小学校の教育を行い、高等教育に結びつけたのです。

福井　明治維新以来約一三〇年、国としていろいろ紆余曲折はありましたが、現在の日本があるのは初等、中等レベルの教育システムが比較的優れていたから、という見方にはだれもが賛同すると思います。

日野原　明治時代の人があれだけのことをやったのに、今の時代、どうしてこのように改革が進まないのでしょう。これは、若い人の出る幕が少ないということも一因かもしれません。しかし、明治維新を行ったようなバイタリティを、どうして今の若者は失ってしまったのでしょうか。

明治維新の立役者たちは、それぞれが目指すモデルを持っていました。北海道大学の農学校ができた時に、新渡戸稲造や内村鑑三が第二期生として入学したのは、クラーク博士のあの素晴らしい「Boys, be ambitious」という理想があったからです。

私は、人材育成にはモデルが必要であり、それには指導者の育成がまず大切だと思います。設備より、人材なのです。

福井 特に医療では、最終的に質を決定するのは、何といっても人ですからね。

▽フォト・メッセージ△

日野原重明

医術は、患者への癒しのタッチ。それは絵筆のタッチ、ピアノのタッチと同じようなものです。私は、それをウィリアム・オスラー先生から学びました。

オスラー先生は、私の医師として、教育者としての原点です。

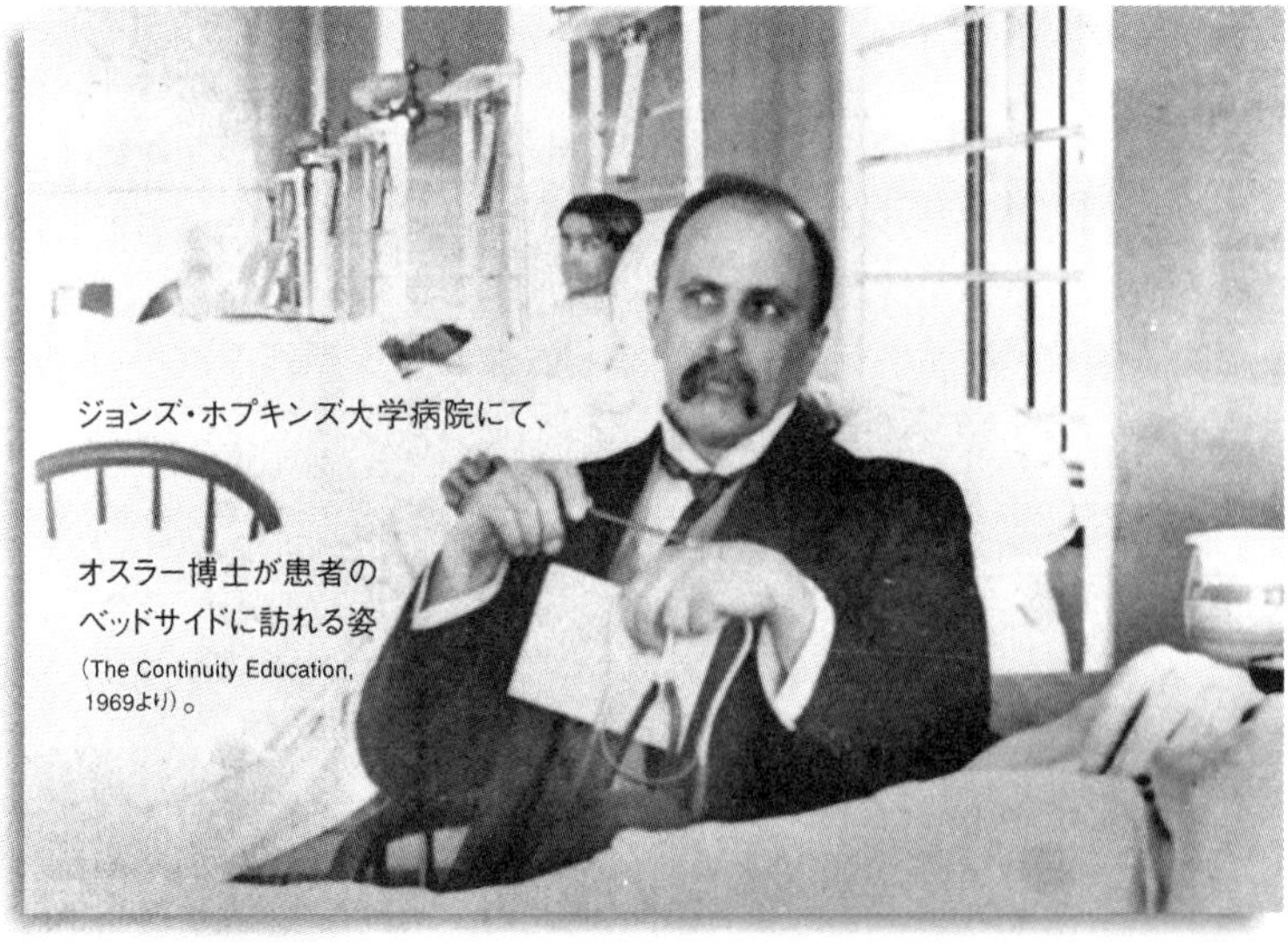

ジョンズ・ホプキンズ大学病院にて、オスラー博士が患者のベッドサイドに訪れる姿（The Continuity Education, 1969より）。

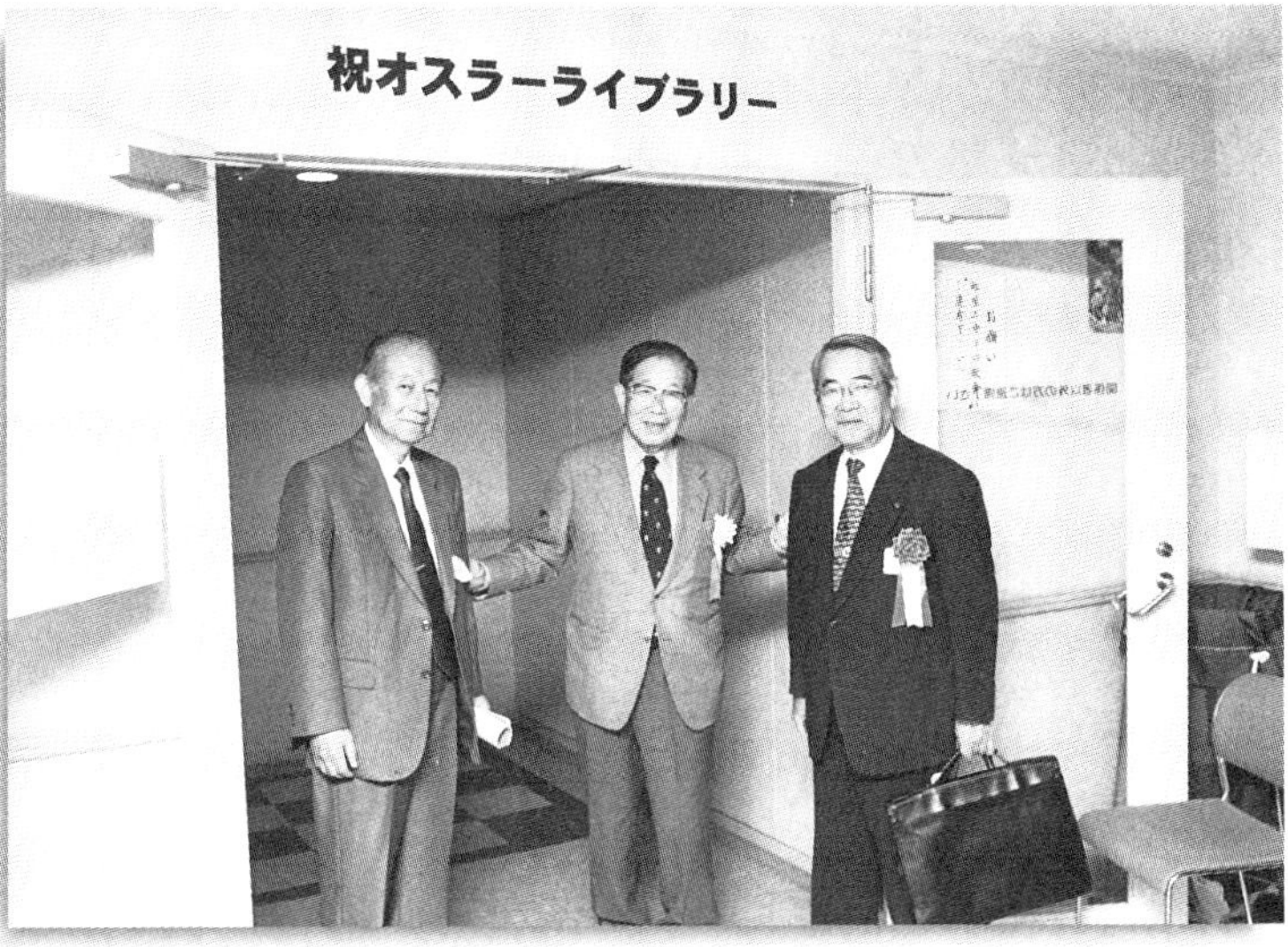

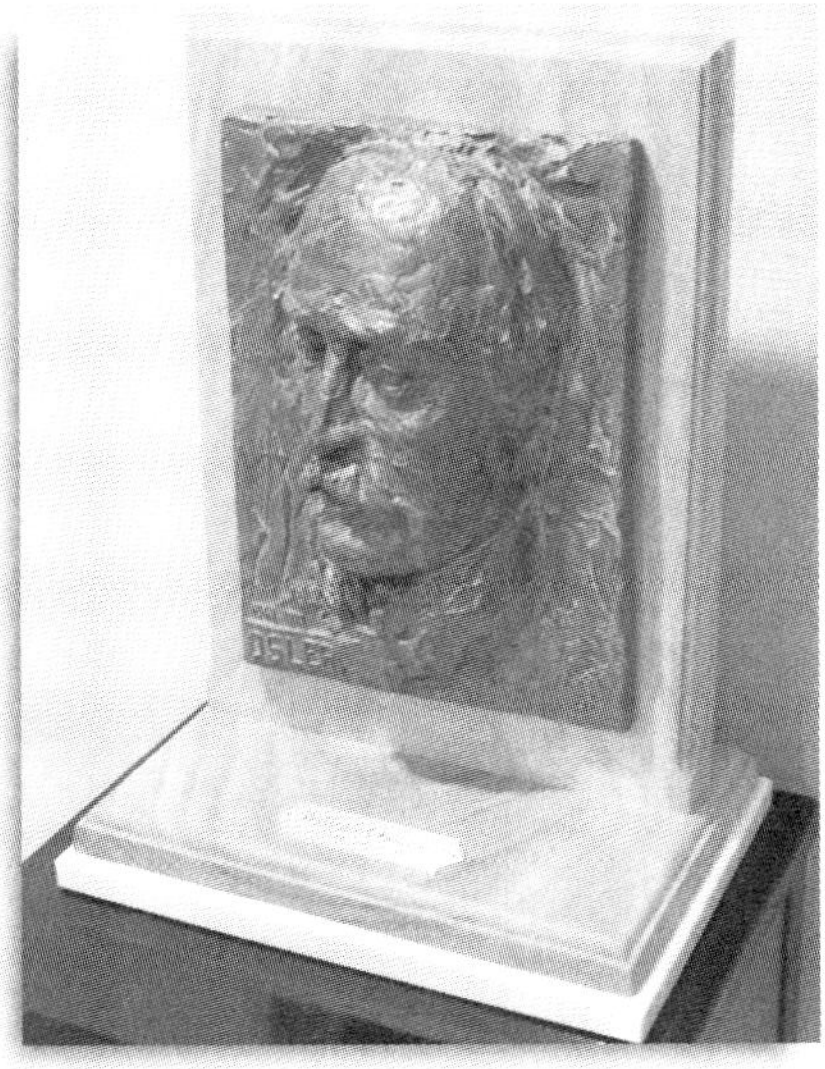

上　二〇〇一年九月二二日、聖路加国際病院内にオスラー・ライブラリーがオープンした。

下　聖路加国際病院に飾られているオスラー像（アメリカ・ヒューストン市のJ・マックガバン博士からの寄贈）。

第三章

よりよい医療を実現するために

ライフ・プランニング・センターの設立

日野原　私は一九七三（昭和四八）年に、ライフ・プランニング・センターという財団を設立しました。ライフ・プランニング・センターを作ったのは、人の健康を生涯を通して保持するためには、医師やナースだけでなく、医療を受ける個人が健康づくりの知識なり技能なりを修得しなければならないと思ったからです。

初め、厚生省に財団法人の申請をしたら、横文字の名前は認めないと言われましてね。それで私は、「ライフ・プランニングといえば、それで一般人もわかるからいいんじゃないですか」と言って、とうとうそれを押し切ってしまいました。

医療を受ける人の教育を行いながら、同時に教育の新しい優れた方法を欧米から輸入して、医師やナースに紹介し、それを日本のものにしたいとの目的もありました。

例えば、前にお話の出た模擬患者（八六頁）ですが、ライフ・プランニング・センターではすでに一九七五（昭和五〇）年、「模擬患者の養成と問題指向型学習による医療担当者教育の革新」というワークショップを東京で開きました。模擬患者養成を始めたカナダのマクマスター大学から、ハワード・バローズ教授を講師にお招きしたのです。一九九二（平成四）年、一九九七（平成九）年にもアメリカから講師をお招きしてワークショップを開催し、二〇〇三（平成一五）年一〇月には「第一回全国模擬患者学研究大会」を主催します。

福井　一九七五（昭和五〇）年といえば、医学教育で模擬患者を用いるという発想が欧米で出てまもないころです。いわんや日本では日野原先生以外に、そのような点に着目し、興味を持たれた先生は本当に少なかったのではないでしょうか。浜松医科大学名誉教授の植村研一先生もよくおっしゃいますが、一九七五年のワークショップは参加した医療職の方々に強い感銘を残したようですね。

日野原　一九五四（昭和二九）年、日本に最初の人間ドックを今の国立国際医療センターとともに誕生させた時から、聖路加国際病院は病気の早期発見に熱心に取り組んできました。しかし、本当のところ人間ドックで病気が発見されてから治療に取り組むのでは遅いのです。異常が発見される前に、日ごろから生活習慣をよりよいものにして病気を予防するほうがよい。それには、健康教育が必要だと思ったのです。

ライフ・プランニング・センターは、今では診療・予防部門（クリニック）を東京の港区三田の笹川記念会館に置き、平河町の砂防会館に健康教育サービスセンターを置いています。健康教育サービスセンターでは、医師やナースのための教育セミナーを開いたり、一般の方々の健康教育を行っています。一九八二（昭和五七）年からはヘルスボランティアの養成に着手し、一九九四（平成六）年からは従来あった家庭看護講座が、厚生省よりホームヘルパー二級養成講座として認められました。最近は模擬患者の養成にも力を入れています。

福井　ライフ・プランニング・センターで行ってきた予防医療や健康教育サービスでの先進的な取り組みが、どれくらい医学教育や一般の人々の健康の増進・維持に貢献したかを測ることのできる指標があるといいな、とつねづね思っています。一人ひとりの受診者、セミナーへの参加者を対象とするだけでなく、国全体への影響を評価できるといいですね。

生活習慣と病気の予防

日野原　評価ということですが、実は、知識があるからといって生活習慣がよいとは限りません。一五年前に外交官の死亡診断書を調べて統計をとったのですが、死亡原因のトップは心筋梗塞で二六％を超えます。これは、一般庶民の一六％を超える数字でした。同時にアメリカの医師の心筋梗塞による死亡率は、日本の外交官よりもずっと高いのです。

脳卒中は一般のほうが多くて、外交官のほうが少ない。外交官というのは外国生活をしていますから、食生活が欧米人と同じような人が多いのです。

一般の人々より外交官のほうが心筋梗塞が多いのですから、知識だけ持っていてもだめなのです。生活習慣を変えるには、体験をさせることが必要です。

福井　最近は、プロチャスカという心理学者が提唱した行動変容のステージについてのモデルが急速に普及しつつあります（コラム8参照・一四二頁）。

そのモデルでも、望ましい生活習慣についての知識があるだけでは行動変容につながらなくて、最終的に重要なのは生活習慣を変えようという「気持ち」になり、変えるにはどうしたらよいのか具体的な「方法」を知ることだとされています。

日野原　今から三〇年前に広島大学が行った有名な研究があります。一九五〇（昭和二五）年ごろハワイに移住した日本人を追跡調査したところ、ハワイの白人男子は心筋梗塞死が約二七%あり、日本人男子は一三%だったのが、二五年後には同じような数値になってしまいました。いかに生活習慣が病気を起こしているかということです。

福井　ライフ・プランニング・センターでは、知識を伝えるというタイプの健康教育ではなく、いろいろな体験学習の場も設けていますね。

日野原 ライフ・プランニング・センターでは、一九八二(昭和五七)年ごろから聴診器を使った血圧測定を一般の人々に教えています。自分の血圧は自分で測ることが、生活習慣の変化につながるのです。初めは、厚生省から「素人が聴診器を使うのはおかしい」という電話がかかってきました。聴診器は、耳が聞こえればトレーニングによってだれでも使えるのです。十分に教育を受けたうえで自分や家族の血圧を測ってどこがいけないのか。血圧は刻々と変動するものであり、一日に何度も血圧を測ることでその人固有の血圧パターンがわかり、医師にとっても参考になると主張しました。

そして、その一〇年後には八〇〇人の保健所長会議の時、「自分の血圧は自分で測るべきだ」という題で保健所長に講演することを厚生省から頼まれました。それ以来、自分で自分の血圧を聴診器で測ることを、おおっぴらにできるようになりました。つまり、世の中から認められるまで一〇年かかったのです。

今では、ライフ・プランニング・センターで養成した血圧測定師範コースの修了者は、ボランティアとして聖路加看護大学の一年生に血圧測定の指導をしたり、一般の方々に自己測定の指導を行ったりしています。これもやはり、実現まで二〇年かかっています。

福井　先生は新しい事柄をいくつも提唱され、その実現には一〇年も二〇年もかかってきたとおっしゃいます。先生の発想の自由さと実現までの忍耐強さは、私たち周囲の者にとっては本当に驚嘆に値します。

血圧測定については、自己測定によってよりきめの細かい診療につながることが明らかになりましたね。

日野原　医師に血圧を測られると、血圧が高くなる人がいます。税の申告の時、税務署に入る時に血圧を測れば、やましいところのある人が五〇くらい上がっていることはしばしばあるはずです。

医師の白衣を見ただけで、血圧は変わるのです。これを一般に白衣高血圧と呼んでいます。私は、血圧はいかめしい先生に測ってもらうより、自分で測りなさいと言うのです。私の患者でも、いつも家では一五〇なのに、私が測ると二〇〇になる人がいます。「あなた、緊張しているの」と聞くと、「緊張してない」と言いますが、やはり潜在的に緊張しているのでしょう。

福井　白衣高血圧は、高血圧の人の一〇%以上にのぼりますから、そのような人を誤って治療して、家庭での血圧が下がりすぎたら大変なことですね。

日野原　今から二〇年前に私は、医師が測ると平生の血圧より高くなることが多いから、個人が測る必要があるということを仙台で催された日本心身医学会で発表しました。ところが、心身医学のような学会でも、それは患者を神経質にさせるからかえってよくないという反対意見が出ました。中にはそういう患者さんもいますが、大部分は医師が血圧を測るより、家庭で自分で測った血圧値のほうが、その人の正しい血圧値を示すことが多いのです。

福井　現在では、患者さんが家庭で血圧を測るのは当然だと考えられるようになりました。自動血圧計などでかなり正確に、しかも記録紙に測定値を残せるようになったことも大きな進歩だと思います。

日野原　ちなみに、私が成人病というネーミングを改め、「生活習慣病」に変えようと言い出したのも、今からちょうど二六年前です。その後一九九七（平成九）年、大谷藤郎先生が厚生省の公衆衛生審議会の難病に関する部会の座長をされていた時に、個人の責任を意識するために生活習慣病と名前を変えようと提言され、決まりました。これもやはり、言い出してから二〇年がたっています。

医師の卒後臨床研修の必修化も、私が主張してから実現が決まるまで三六年かかっています。

福井　私も、先生が卒後臨床研修を必修化すべきだとおっしゃるのを傍らで何度も伺ってきました。本当に時間がかかりましたね。

社会というのは、あるレベルまでコンセンサスが得られないと変わらないものだというのはよくわかります。一九九〇年代以降の経済の停滞もそうですが、変わらない度合いがほかの国に比べてひどすぎるのではないでしょうか。これでは世界の中で先進的なことは全くできない国になってしまい、つねに、どこかの国が行った実験的な成果を取り入れるという追随者の立場から抜け切れません。

日野原　これまでは、二〇年はかかってきたものを、これからは五年くらいで変えていきたいですね。私は、努力して長生きをしようと思っています。これまでの官僚システム、あるいは法律の改正や、時代に応じて新しい法律を作らなければ日本の進歩はないのです。日本は法治国家だから進歩が遅いということでしょうか。医療・福祉・教育の法律は、時限立法にしてほしいというのが、今の私の願いです。

時限立法にすると二年とか五年しかもたないですから、その間にがんばって改正せざるをえない。ナースの業務を定める保助看法（保健師助産師看護師法）も一九四八（昭和二三）年からあまり変わっていません。最近、静脈注射ができるように変わったくらいです。それは、今までも事実上行ってきたことですから。近く改正される教育基本法も、法律ができたのは一九四七（昭和二二）年だそうです。

Column 8

プロチャスカのモデル

プロチャスカのモデルとは、アメリカのロードアイランド大学教授で健康心理学者のJames O. Prochaskaが提唱した、変化ステージモデル（Transtheoretical Model）のことです。

これは、望ましい健康行動とは、①前熟考期（Precontemplation）、②熟考期（Contemplation）、③準備期（Preparation）、④行動期（Implementation）、⑤維持期（Maintenance）の五つの段階を経て習慣化されるという理論です（Prochaska JO, et al : In search of how people change : Applications to addictive behaviors. American Psychologist 47 : 1102-1114, 1992）。

このモデルは、もともとは禁煙行動について観察し、理論化したものです。例えば、そもそも禁煙する意思が全くない人（前熟考期）と、真剣に禁煙したいと思っていても実際にどのように禁煙に取りかかればよいのかわからない人（行動期）、すでに過去何回も禁煙を試みてもすぐに喫煙を再開してしまう人（維持期）では、禁煙について必要とする情報や医療者などによる援助の種類はそれぞれ全く異なるはずです。

こうした全くニーズの異なる人に対して、従来多くの医師が行ってきたように喫煙の害（肺癌や心筋梗塞になる可能性の高さなど）を一生懸命説明しても、ほとんど効果は期待できません。そこで、禁煙する・しないという行動の変化だけでなく、心理面での変化の五段階（前述した前熟考期、熟考期、準備期、行動期、維持期）のどこにあるのかを把握することで、よりきめの細かい援助が可能となります。

現在では、プロチャスカのモデルは飲酒、薬物乱用、食事、運動、糖尿病患者の自己血糖測定など様々な健康問題について応用されています。そして多くの場合、このモデルの五段階に合わせてきめ細かい援助を行ったほうが、そうでない場合に比べて、行動の変化が起こりやすいと報告されています。

（福井次矢）

在宅ケアの問題

日野原　今、日本では在宅ケアが急速に広まっています。病院での在院日数を減らすために、早く家に帰すというアメリカ流のやり方が日本に入ってきています。入院日数を短くすると経営的メリットがあるというのです。ところが、退院すると大病院の先生は忙しくて往診できないのです。現実には、名前だけ医師が主治医となり、あとはナース任せで、三か月に一回受診させるぐらいです。

開業医の先生でも、往診は滞りがちになる。したがって、訪問看護師が診るわけです。患者さんの状態が変わっていても、三か月前の処方をそのまま守っているようなケースがあるのです。訪問看護師は、患者の症状や所見からある程度の診断ができなくてはなりません。

これは肺炎を起こしたのではないか、心筋梗塞を起こしているのではないかと心電図もとり、自分で読めなければなりません。患者さんの目が見えにくいのは白内障ではなく、眼底出血があるのではないかということにも気づく臨床能力が求められます。

福井 高い身体診察（看護ではフィジカル・アセスメントと言っている）の能力が、看護師にも求められるようになっているということですね。

日野原 そうです。アメリカでは今から三〇年も前から、診療や処置のできるナース・プラクティショナーという専門ナースが、医師と協力して任務をしているのです。ライフ・プランニング・センターでは、もう十五年前から眼底の見方、心電図の読み方をナースに教えています。心電図は初級、中級、上級に分け、上級になると、レジデントに負けないくらいに読めます。

私はナースがある程度の診断、方向づけができるように、そして目を見て緑内障ではないか、この頭痛は目からきているのではないかという判断をして、眼科の先生に診察を依頼するような能力が必要だと思います。

福井 そうなれば、看護師にとってもやりがいのある役割でしょうし、医師にとっても役割の分担ができることから望ましいことだと思います。何よりも、患者さんにとってもメリットは大きいですね。

予防医学を日本全体に浸透させたい

日野原　日本は九〇％以上もの人が高校を出るのですから、こんなに教育の平均レベルの高い均等な国民は外国にも見られません。日本全体を予防医学的な方向にもっていけば、予防医学において日本が世界をリードするというような成果をあげることも十分考えられます。

話が飛躍しますが、今、イラクでは親を失った子供たちがたくさんいます。私は、日本が手を挙げて、親を失った子供たちを里子として引き取るとか、あるいは神戸にあるような埋め立てで作った島などを開放してそこで生活してもらう、というような提案ができないものかと思います。そこに学校を建てて、子供たちにイラクの言葉と英語と日本語とを教える。大人になったら、三か国語を話す人たちが世界に広がり、日本を本当に理解してくれるでしょう。そういうことをなぜ日本がやれないのか。やる気になればできることでしょう。

健康の問題というのは、そういう大きな世界的人口問題や、平和の問題につながっていくと私は思います。

福井　残念ながら、多くの臨床医は日常診療であまりにも多忙なため、先生のようなグローバルな視点で医療や健康の問題を考えられる人は少ないと思います。

日野原　私は、医療をやっている人というのは、いい政治家になれると思うのです。人間の命を生かすということを日々考えているのですから。健康づくりを考えるにも、やはり大きなスケールで考えていく必要があります。

後藤新平という政治家は、東京の昭和通りを作った時「後藤の大風呂敷」と言われました。あの人の構想は大きかったのです。ところが、今では昭和通りは狭いくらいでしょう。東京にあの大きな道路を作ることに、当時は皆反対したのですが、あのおかげで東京は立派になったのです。しかし、今ではそれでも狭すぎるようになったのです。

医師はただ医業を行ったり、医師会の中で働くだけでなく、広く政治的な面にも関心を持ってほしいものです。私は、医師の中から立派な政治家がもっと出てほしいと思います。

福井　医師で司法試験に受かった人は増えてきているように思います。また、医師の資格を持った国会議員も現在の坂口厚生労働大臣をはじめ何名かおられます。今後は、日本の進路を決定するようなスケールの大きい政治家が医師の中から出てほしいですね。

セルフケア——自分の健康は自分で管理しよう

日野原 最近、セルフケアということが、一般的になってきました。自分の健康は自分で管理するという考え方です。このごろは薬剤をコンビニで売るようになって、物議を醸しているでしょう。副作用がないような、虫に刺された時に使うような薬剤を販売するのはよいのではないか、テレビによる遠隔診断でもよいのではないかということが問題になっています。

私は、やはり家庭でも家庭医学を勉強してセルフケアができ、血糖や尿糖の自己測定だけでなく、尿の潜血反応をも見るくらいのことは行ったほうがよいと思います。厚生労働省にそれを公認したらどうかと意見を申したことがありましたが、それは診断なのでだめだと言う。でも、家庭で見たほうが早く潜血反応がわかるし、自己診断ができるほうがよいと思います。

私は、体温計・体重計・血圧計は三種の神器だから、娘さんが結婚する時には片づき先に持っていきなさいと言っています。主婦が家族の健康管理をするとよいのです。食事の管理をするように、よい健康習慣を子供たちに教えてほしいのです。

福井　そうですね。母親は子供の行動習慣、特に健康にかかわる子供の行動習慣形成には決定的な影響力を持っています。確かに結婚前後の女性にいかによい健康習慣を身につけてもらうかは、その健康習慣が子供へ伝わり、世代を越えて〝増殖〟することから非常に重要なことですね。

日野原　家庭の中で、生活習慣病を予防する教育をするには、医学教育自体にもっと行動科学が入らないといけません。医は実践です。健康づくりというのは、すなわち健康行動をとることです。行動させるにはお説教はだめです。自分から行動する動機づけ、モチベーションを持たせる戦略が必要です。これは医学というよりも行動科学です。行動科学の先生が指導し、生活習慣を変える試みが必要です。

医学というのはどこまでも総合科学です。いろいろな人に援助を求めて、総合的に社会全体で行っていくべきものです。健康教育の国際学会へ行くと、日本は学会長が医師ですが、外国は医師ではありません。日本は医師が健康のオーソリティになってしまっているのです。健康教育は、国民全体が参加して取り組んでいきたいものです。

福井 外国では行動科学の専門家、行動心理学の専門家が健康教育に携わっていることが多く、学会活動のリーダーシップを取っている人も少なくありません。日本の医療を支える人材の層の薄さを露呈しています。医療の分野にそれだけの資金がつぎ込まれていないという意味でもあります。

七五歳から、新しいことを始める

日野原 日本の医療費は、今や三〇兆円に達しています。これがあと一五年くらいすると、八〇兆円になるといわれています。現在、七五歳以上の人が一〇三四万人。これがもう一〇年すると一五〇〇万人になります。六五歳以上の人が二四一〇万人です。このままでは生産人口が減って、大変なことになります。私はこれまで六五歳以上を老人と意義づけ、六〇歳や六五歳を引退のラインとしていたのを七五歳まで引き上げたらよいと主張しています。

七五歳になっても人間の持つ三万くらいの遺伝子のうち、まだ開発されていない遺伝子はたくさんあります。人生には七五歳からでも、まだまだ大きな可能性が残されているのです。家庭婦人に「あなたは、今まで自分でやりたいことができなかった。これからは自由にできるのですよ」と言うと、目を輝かせておられます。

福井　最近は、引退年齢以降の人で充実した生活、社会への貢献が著しい生活を送っている方が本当に多いようですね。

日野原　私は二〇〇〇（平成一二）年九月に七五歳以上の人々に呼びかけて、「新老人の会」を結成しました。七五歳以上の方々に何でもよい、新しい何かを始めることを勧めていますね。例えば、七五歳からコンピュータを習い始めてごらんなさい。孫や曾孫が幼稚園から小学校に行く時、eメールの仕方を教えることができます。子供は友達のようにおじいちゃん、おばあちゃんと接しながら、核家族では得られない様々なものを学ぶことができるのです。

福井 私の患者さんの中にも、高齢になられた後も何か打ち込むものを持っている人、特に何か新しいことを始めようとする人は、本当に生き生きとしています。

老人の平均余命は、アメリカが世界一

日野原 よく、日本人は世界一長生きをするといわれます。今、日本人の平均寿命は八一・七五歳です。それは、日本の医学が世界一よいからだと思っています。アメリ

カの平均寿命は日本よりも五歳短いのです。ところが、アメリカは多民族国家で移民や難民も多く受け入れています。カトリック系では産児制限をしないなどの事情があり、メキシコ、そのほかスペイン系の移民や黒人は白人系より子供の数が多く、また子供の死亡率は成人よりも高いのです。アメリカは広いので無医村もある。それが、平均寿命を引き下げているわけです。

日本は出生率がだいたい一・三人。大切に育て、病気になればすぐに入院させます。日本はほとんどのところで、一時間も行けば病院があります。そのうえに環境衛生は非常によいのです。そうした事情が日本の平均寿命を押し上げています。

福井　平均寿命は日本は世界でいちばんですが、高齢者層での平均余命を見ると少々様相が異なっていますね。

日野原　そうです。九〇歳の平均余命を見ると、いちばんよいのがアメリカ。文明国でいちばん低いのが日本です。一〇〇歳以上の平均余命もアメリカのほうが長いのです。

アメリカの人口は日本の二倍以上あります。一九六三（昭和三八）年、今から四〇年前の日本での一〇〇歳以上の老年数は、一五三人だったのですが、二〇〇三（平成一五）年には約二万人。アメリカは人口が日本の二倍余りとすると、一〇〇歳以上は約四万人になりますが、実は五万人以上いるのです。アメリカは二〇五〇年には八万人になるといいます。日本でも五万人以上になるでしょう。

福井　つまり、日本では乳幼児死亡率が非常に低いため寿命（出生時の期待余命）は長いのですが、高齢者層の期待余命はそれほど長くないということですね。

日野原　そのうえ、アメリカと日本の老人の違いは、日本は寝たきりの老人が多いのに、アメリカは元気な人が多いということです。アメリカ人でもそこまで長生きする人は白人で、環境がよい老人で、そのうえ心臓病の診断や治療は進んでいるので、心筋梗塞にかかっても助かる医療を受けています。人種による社会的な階級差が表れているのです。そういうことを考えると、日本の医学がよいから長生きするというのは間違いです。

アメリカではその統計を、一般のニュースにすると人種差別になります。また一方、アメリカの老人は寿命が長いだけでなく、活動をしている。健康余命が長いのです。

福井　WHOの『ワールド・ヘルス・リポート二〇〇〇（World Health Report 2000）』（コラム9参照・一五七頁）では、寿命だけでなく健康寿命も日本人は世界で最長と発表されています。残念ながら、先生がご指摘になった高齢者についてのデータは、マスメディアでは大きく取り扱われておりませんね。

Column

9

ワールド・ヘルス・レポート二〇〇〇（World Health Report 2000）

世界保健機関（ＷＨＯ）が二〇〇〇年に発表した報告書です。この報告書では、世界各国の医療体制を三つの側面（①寿命や健康寿命など国民の健康状態、②医療に対して国民が抱く期待への対応、③医療費用分担の公平性）から評価・数値化し、ランクづけしています。

健康寿命（病気にかかっている期間を、病気の軽重により重みづけして、寿命から差し引いた年数）など、これまでに用いられたことのない評価方法を使ったため、各国ごとのランクの妥当性や、ランクづけそのものの妥当性などを巡って、世界的な議論を巻き起こしました。

日本は、生まれた時の期待生存年数である寿命（男七七・六歳、女八四・三歳）、健康寿命（男七一・九歳、女七七・二歳）ともに世界一でした。アメリカは、寿命が男七三・八歳、女七九・七歳、健康寿命が男六七・五歳、女七二・六歳でした。

健康寿命が男性で七〇歳を超えているのは、一九一か国のうち日本とオーストラリア、スウェーデン、イタリア、ギリシャ、カナダの六か国のみで、六〇歳以下の国が八九か国、四〇歳以下の国が三二か国もあります。ちなみに、健康寿命が最も短いシエラレオネでは男二五・八歳、女二六・〇歳でした。

（福井次矢）

スクール・オブ・パブリックヘルス

福井　日本は、欧米のようなスクール・オブ・パブリックヘルス（公衆衛生大学院）もありませんでしたし、医師だけでなく一般の人々も健康教育、予防医学への関心が大変薄かったと思います。

日野原　福井先生は京都大学で、日本で初めてスクール・オブ・パブリックヘルスを開設されました。東大にもないハーバード大学のスクール・オブ・パブリックヘルスに似た大学院を京都大学に作るというのは、大変なことでしたね。どのようにして、文部科学省をそういうふうな気持ちにさせたのでしょう。

福井　はい。一見不思議な話なのですが、実際はまさに時宜にかなった概算要求だったということができると思います。一九九九（平成一一）年には、文部省として様々な分野の専門職を養成するための大学院修士課程（プロフェッショナル・スクール）を作るべきとの教育審議会の報告書も出されていました。そのような背景があって、二〇〇〇（平成一二）年に、一橋大学のビジネス・スクールとともに京大にスクール・オブ・パブリックヘルスが開設されたのです。

日野原　教授は何人おられるのですか。

福井　今、教授のポストは全部で一〇、助教授が一〇です。

日野原　日本では、内科でも助教授や講師を一人増やすのに四苦八苦しているのに、それができたのはどういうノウハウがあったのでしょうか。

福井　まず、疫学的なものの考え方、疫学関連の学問がいかに大切かということについて、教授会を説得しなくてはなりませんでした。

もともと私は附属病院総合診療部の教授だったのですが、欧米の一般内科学のように、研究分野としての臨床疫学を確立したいと思い、大学院の一分野として臨床疫学を新たに設置するのに二年かかりました。そのプロセスで、教授会で何度も疫学や統計学の必要性を話しました。それが背景にあって、次にスクール・オブ・パブリックヘルスの設置に取りかかったのです。スクール・オブ・パブリックヘルス自体の設置は一年半くらいで、思ったよりもスムーズに完了しました。医療統計学や疫学、行動科学、医療経済学、健康情報学、医療倫理学など一〇の講座からなります。

日野原　大学で医療倫理学の講座は、日本で初めてでしたね。

福井　はい、そうです。アメリカで認可されているスクール・オブ・パブリックヘルスの要件は満たしています。今後は、医学部の学生にも、幅広い公衆衛生学を教える方向で検討しています。先生の財団から研究費を出していただいて、いかにセルフケアが必要かという研究もしています。一か月の間、一〇〇〇家族について健康問題がどれくらい起こり、どういう行動をとったかということを調べています。アメリカのデータですと、健康問題の五〇%以上はセルフケアで解決できるという結論になっていますが、日本ではどのような結果が出るのか楽しみにしています。いかに正しい健康情報を知っていても、行動を起こすかどうかが大切だということに、皆さんに気づいてもらえるような、そういうデータも出したいと思っております。

日野原 日本は高等学校を出た人がこんなに多いのだから、セルフケアへの教育的アプローチは行いやすいですね。

三分診療を解消するために

日野原 健康保険のシステムは、アメリカでも日本でも、様々な問題を抱えています。アメリカではクリントン大統領の時、国民の四割に医療保険がないことが問題となり、日本やドイツのように国民保険を導入しようということで、マネージドケア（コラム10参照・一六六頁）というシステムが導入されました。その結果、以前は患者さんの診察の際、初診では一人に一時間をかけていたものが、三〇分ほどになってしまったと聞きますが…。

福井　私がアメリカの病院で診療していたころは、初診の患者さんには一人当たり四五分とっていました。

日野原　マネージドケアになって、保険会社と医療機関が医療費をカットする。どうしても運営のためにそうなるということで、やむをえないのでしょう。ただし、日本の三分診療というのは、全くひどいわけです。会話もなくて、患者さんが入ってきたら、直ちに検査に回すことが多いのですから。

福井　日米双方の病院で働いた経験から、保険の支払いシステムが異なるとこれほどあからさまに医師の行動が変わるものかと、私自身驚きとも諦めともいえない気持ちになったことを覚えています。

日野原　日本では、一時間に二人診るのと、三分診療で一時間に二〇人診るのとでは、収入が一〇倍違うのです。また、ベテランの医師が診ても、研修医が診ても、診察料は同じだというわけです。

老人の場合は、一人で多くの病気を抱えています。病院へ行くと整形外科に行き、内科に行き、皮膚科に行く。朝から夕方まで病院にいることも珍しくありません。病院に患者さんが集まりすぎるから、開業医に行ってもらおうとしていますが、患者さんの病院離れはなかなか進みません。三分診療は、どうしても解消しないのです。

福井　今の日本の医療体制では、患者さん、医療者、保険者など全てのプレイヤーがどうしても目の前のメリット・デメリットで行動が決められますので、三分診療の解消は難しいですね。

日野原　聖路加国際病院を例にとりますと、今の新病院の設計時には、外来を一日に一五〇〇人と見積もっていたのですが、開院するとすぐに二五〇〇人になってしまいました。それで、高血圧や糖尿病など生涯続く病気の患者さんは、医長や副医長に近くで開業してもらい、引き受けてもらったのです。外来を一日二〇〇〇人にしたのです。すると医師に少しゆとりが出て、少しはゆっくり患者が診られるかと思ったのです。ところが、三か月するとまた患者さんが増えてしまった。その戦略ではだめだということがわかりました。また、近くの開業の先生や医師会から、そういうことをやられると周辺のサテライトのようになるので困ると言われました。

福井　なかなか難しいですね。

日野原　こういう状態で診療をしていると、忙しい医師は過労になってきます。やはり、健康保険のシステムを根本的に変えなくてはならないのです。

私は今から二〇年前、日本内科学会の仕事と内科系保険連合の任務を頼まれていた時、健康保険での診療の仕方の方策を提案しました。それは、検査をやっても収入にならない、薬剤を出しても収入にならない、診察と療養指導だけで十分に経営できる保険点数にするという考えです。初診に三〇分をかけ、一日に二〇人くらいの患者さんを診ると仮定しました。その人数でも採算がとれるように、診療費の点数をずっと高くしたのです。ところが、内科や外科など診療にある程度時間のかけられる診療科はよいものの、皮膚科など診療に時間のかからない診療科では、高い診察料も設定できず現実性がないということになりました。

福井　診療科の特性も考慮した、もう少しきめ細かい保険点数の設定はできないものでしょうか。

日野原　私はこの間、厚生労働省の人に言ったのです。診察と指導だけで経済的にやっていける保険システムを、開業医で志願する先生にやってみてもらったらどうか。はたして住民はどちらを喜ぶか、実験してほしいと。

また、例えば人口三万人の都市で、こういうふうな医療システムでやると、医療費はこうなるということを実験してみるのです。住民の健康教育にこれだけお金を使ったら、これだけ医療費が少なくなる、ということを一〇年間かけてやってみるとよいのです。ところが、そういう実験はなかなか行ってくれないのです。

福井　いわゆるヘルス・サービス・リサーチの範疇《はんちゅう》に入る調査研究だと思います。ぜひやってみたい研究ですね。しかし、保険の支払いシステムの実験ということになると、どうしても国の関与が必要になります。このテーマのような、先生の斬新なリサーチ・アイデアであっても、今の官僚システムの中では理解し行動を起こしてくれる人は出にくいですね。本当に残念なことです。

Column

10

マネージドケア

医療機関への医療費支払いについては、これまで多くの国々で採用されてきた出来高払いシステムでは、どちらかというと患者は過度に受診し、医師は過剰な検査・治療をする傾向があります。その結果、保険医療費の高騰に歯止めがかからなくなってしまいます。そこで、医療コストを削減する目的で考案されたのがマネージドケアです。

このシステムでは、特定の医療保険機関に加入した者は、特定の医療機関ないしは特定の医師をまず受診することが求められます。医師は、病気ごとに決められた診療を行うよう求められます。

マネージドケアは、一九八〇年代のアメリカで、保険医療費の高騰を抑えるために導入されましたが、結果は、患者に受診を厳しく制限し、受けたい医療を受けられなくするものとなりました。一方、医師には自由裁量を大幅に制限し、行いたい医療を行えなくするものであることがすぐに明らかとなり、患者からも医師からも強い反発を招いています。

わが国でも医療コストの高騰を抑制する目的で、二〇〇三年（平成一五年）から、まず特定機能病院（大学附属病院）を対象に、病名ごとに一定額の医療費しか病院に支払わないという、一部マネージドケアの手法が導入されました。

確かに、医療費高騰の抑制が必要であることは理解できますが、アメリカの轍を踏まないよう祈るばかりです。患者側は賢明な医療の受け方を学び、医師側は過剰な医療（オーバーユース）・過少な医療（アンダーユース）・誤った医療（ミスユース）のないように心がけ、適切な医療を提供するにはどうすべきか、様々な側面から叡智を傾けながら、勇気を持って取り組む必要があります。

（福井次矢）

入院日数の問題

日野原　今、私たちの病院に来る患者さんの三分の二は六五歳以上の人です。昔は、子供や青年が多く、結核など感染症が中心でした。今は慢性疾患が中心で、外来で処置できることが多いのです。入院日数は、かなり短くなっています。

福井　だんだんアメリカの状況に似てきましたね。

日野原　アメリカでは入院期間はますます短くなっています。心臓のバイパス手術など、三本のバイパスをつける冠動脈再建手術を行うのに、火曜日の朝入院して金曜日にはもう退院するという調子です。アメリカも入院期間を短くしないと病院経営が成り立たないのです。そのため、外科医の腕がよければ儲かる。下手であれば、病院が損する。そういう仕組みになっています。

日本の病院は、反対に医師の腕が悪いほど入院期間が延び、結果的に病院に利益をもたらします。また、金曜日に退院できる状態になっても、月曜日まで待たせる。土日には退院させない。そうすると病床占床率は九〇%、一〇〇%にもなります。ひどいところは一〇〇%以上になっています。聖路加では、土曜日であろうが日曜日であろうが、よくなった時点で退院していただきます。そのために、土、日の占床率が落ちるのは仕方がありません。

福井　病院の収入を増やすために、もし患者さんの意向を無視して退院日を引き延ばしているとしたら残念なことです。患者さんの側からのあるべき医療の提言、プレッシャーが医療者側に感じられないためでしょうか。

日野原　病院の管理は、ただ管理を効率的に行えばよいというものではありません。患者さんのためになり、病院経営のためにもなる、その隙を狙っての巧みな経営方法があるわけです。大学病院についても、文部科学省からも占床率を高めるような指令が出ていますが、本当に治ったら退院できるようなシステムを、保険のほうからもバックアップしないといけないのです。

今の保険制度では、下手な手術ほど病院に利益をもたらします。輸血をし、薬剤を多く使い、入院期間が長くなると病院の収入が増える。入院期間が短ければ収入も幾分上がるようにはなっていますが、それでも今の保険点数の計画はずさんなものです。

福井　良心的な経営に報いる保険制度は、どうすれば確立できるのでしょうか。

医療をよくするのは世論のパワー

日野原　だれかが勇気を持って、実験をしていかないと医療は変わりません。そして、それを評価する一般の人々がわかるように診療内容を開示することです。上手なＰＲをするのです。政策を変えるのは、やはり世論のパワーです。日本の医療をよくするためにお金を出す、税金を出すのは当たり前だという世論を起こさないと何も変わらないですね。私は世論を喚起するためにも『生き方上手』（ユーリーグ刊）などを書いたのです。もう少し若ければ、「新老人党」でも作ってやろうかと思うけれど、もう九二歳ですからね。

福井　先生がずっと前からおっしゃっているように、アメリカでは一九六六年に医学教育を変えるための三つの報告書（コラム11参照・一七三頁）が出ています。フォルソム報告書やミリス報告書です。医師ではない人たちが、医学教育のあり方について素晴らしい提言をしました。アメリカでは、それを受けて医学教育が変わってきたのですね。

日野原　その報告を受けてプライマリ・ケア教育を医学校が行うために政府が援助するという提言ですね。医師の四割から五割はプライマリ・ケアの専門医にするという考え方でした。

アメリカ政府は、時々そういう思い切ったことをします。大統領が替わると、官僚も総入れ替えですからね。失敗もありますが、成功することも多いのです。日本ではそういう実験がなくて、アメリカから遅れながら、それに似た方向に行こうとします。

福井　あらゆる面で、ほかの国の実験結果を模倣するばかりで本当にうんざりしてしまいます。世界のどの国でもやられていない新しいことを、社会として実験してやろうという気概を持ちたいものです。

日野原　アメリカでは、日本の三分診療というのは医療ではないとはっきり言われます。千葉の鴨川の亀田メディカルセンターの副院長の一人は、ジョン・ウォーカーというアメリカ人で、アメリカで病院管理をやってきた人です。亀田メディカルセンターでアメリカ的な医療をやろうとしていますが、現実には日本の病院というのは大学との関係を持たないと医師を派遣してもらえないのです。大学と関係なくよい医師を確保するのは難しいですね。

福井　その意味では、聖路加国際病院はほとんどの診療科で大学からの医師派遣を受けていないまれな病院ですね。卒後臨床研修のマッチングも始まりましたので、少しずつですが、大学医局の支配を受けない病院が増えてくるとは思いますが…。

Column 11

アメリカの医学教育を変えた三つの報告書

アメリカでは、一九世紀以来、主としてプライマリ・ケアを担う医師は一般医（General Practitioner：GP）と呼ばれていました。第二次世界大戦後も、GPのための卒後臨床研修は体系立ったものではなく、一年間のインターンを終了した後、実際の診療に携わりながら自学自習で臨床能力を高めていくというものでした。

専門分化が進む潮流の中では、GPの受ける卒後トレーニングは明らかに見劣りがするもので、医学校や教育病院で教職につく機会もほとんどありませんでした。そのためGPは医学生や若い医師にとって模範となる「ロール・モデル」とはなりえず、医学界での名声からは程遠い存在でした。そして、一九三一年にはアメリカの全医師の八三％がGPであったのが、一九七〇年には一八％にまで減少してしまいました。

一方で、特定の臓器あるいは特定の疾病のみの診療を専門とし、それ以外の臓器の問題や疾病を抱える患者を診る余裕がない、あるいは興味のない専門医が急速に増えていきました。一九六〇年代に入って、医療を受ける側の人権意識が高まる中、医療費高騰などの社会的問題が浮き彫りとなって、医療と医学教育の見直しが求められるようになりました。
そして、奇しくも同じ一九六六年に、

①ミリス（Millis）報告書

(Millis JS. The graduate education of physicians. The Report of the Citizens Commission on Graduate Medical Education. Chicago, AMA, 1966)

②ウィラード（Willard）報告書

(Willard WT. Meeting the challenge of family practice. Report of the Ad-hoc Committee on Education for Family Practice of the Council on Medical Education. Chicago, AMA, 1966)

③フォルソム（Folsom）報告書

(Folsom MB. Health is a community affaire. Report of the National Commission on Community Health Services. Cambridge, Massachusetts, Harvard University Press, 1966)

という三つの報告書が発表されました。①ミリス報告書は市民団体、②ウィラード報告書はアメリカ医師会、③フォルソム報告書は国民衛生会議とアメリカ公衆衛生協会から発表されましたが、いずれも、医療が過度に専門分化した弊害を指摘し、全人的なアプローチのできる新しいタイプのプライマリ・ケア医の養成が急務であるとしています。

それ以後、一九六九年には、家庭医療学が二〇番目の専門科として認定され、三年間の厳密な卒後臨床研修プログラムが開始されました。それに触発されて、個別の臓器や疾病への専門分化一辺倒であった内科学会にも、総合内科（General Internal Medicine）のグループが生まれました。その結果、総合内科のリーダーたちにより、医療の質を追求する研究分野である臨床疫学、ひいては根拠に基づく医療（Evidence-Based Medicine：EBM）が確立されてきたのです。

（福井次矢）

検査の無駄をなくすために

日野原　高知医科大学の土居義典先生（老年病科教授）が、聖路加のチーフレジデントを終えて、ロンドンの病院に留学したのです。土居先生が回診の時に「これだけの検査をします」と言ったら、イギリスの担当医に「日本はお金があるからできるけれども、われわれはお金がないから、この三分の一の検査できちんと診断できます」と言われたそうです。土居先生は猛烈なカルチャー・ショックを受け、それ以来医療に対する考え方が変わったと言っています。

日本の大きな病院には、どこにもＭＲＩがあります。日本は人口や病院数の割に、高額な医療機器が大変多いのです。アメリカでは、地域の必要性を調べて必要な台数を計算します。日本は高額な医療機器が医療費を押し上げています。その結果、過剰な検査が行われるということもあるようですが、だいたい検査の量を半分にすることができると思います。

福井　病歴を詳しく聴き、身体診察をきちんと行えば、確かに高額な検査のかなりの部分は減らすことができます。そのためには医学教育と保険のシステムなどを並行して変えていく必要があります。

日野原　また、検査の重複の問題もあります。ある病院で検査をしても、病院を替わるとまた同じ検査をする。確かに、検査センターによって精度管理ができているところとできてないところがあるので、信用してよいかわからないということがある。また、自分のところのデータをよそに出したがらない病院もある。

私は、これからはレントゲンを撮ったら患者に渡して、患者はよその病院に行く時にそれを持って行けばよいと思います。病院側もフィルムを管理する必要がなく、効率的です。

福井　カードやスティックに電子情報として入力することもできますね。そのようにしておけば、無駄な検査はかなり減るでしょうね。

日野原　人間ドックは、私は早い時期から携わった責任があるのですが、三〇歳でも八五歳でも同じプログラムでやるところに間違いがあります。三〇歳では何を重点的に診るか、八〇歳では何を重点的に診るか、年齢によって大切なものが違ってきます。

医学が進歩するほど、その人には何が必要であるのか、その人にはどんな薬が効くのかという、個別に患者に対応することが大切です。患者一人ひとりに対応して初めてＱＯＬ（Quality of Life：人生の質）が高くなるのです。機械が進歩し、コンピュータが進歩すると、どうしても画一的になってしまいがちです。その人らしさを大切にすることを、これからの医療は考えなくてはなりません。

福井　アメリカでは一九八八（昭和六三）年に「米国予防サービス委員会」が、年齢別にどのような検診を受けるべきか、詳細な報告書を出しています。

現在いうところのＥＢＭ（Evidence-Based Medicine：根拠に基づいた医療）の手順で作られたもので、それ以後の検診や医療のあり方に大きな影響を与えました。ちなみに、この報告書作成の責任者はローレンス先生でした。

自分の病歴は、自分で書こう

日野原 最終的には、患者は自分の健康は自分が責任を持つということが大切です。そのためにも、自分の病歴は自分で書くということを、私は皆さんにお勧めしています。例えば、私は三つの問題を抱えています。問題一はこれ、二はこれ、三はこれというふうに書いていきます。「腰痛がひどい」というのが問題とすれば「私は、肉体労働者だ」「とにかく腰痛を止めてほしい」というニーズがある。しかし、同じ腰痛を訴えるにせよ、ある人は友人が前立腺癌で転移して死亡した。自分も骨の癌があるのではないかと腰痛を心配する人もいる。皆それぞれニーズが違うわけです。その人の問題に応じて医師は対応します。

福井 プライマリ・ケアの臨床教育では、患者さんのニーズや意向は解釈モデル(Explanatory model)と呼んで、医師は必ず患者さんに尋ねるよう教えます。先生がおっしゃるように、患者さんがあらかじめ問題点を整理しておいてくれれば非常に助かります。

日野原　聖路加に、ご自分の病歴を非常に上手に書く子宮筋腫の患者さんがおられました。「産婦人科の先生は、あなたが病歴を書いていったらびっくりするから、お書きなさい」と、私がコーチしたのです。それを医師やナースに見せたら驚いていました。ナースや医師がかなわない、完全な病歴です。その人が退院した後、別の患者さんにも書いていただいたら、それがまたすごく立派な病歴なのです。医師やナースが書いたら一時間はかかるようなものでした。

福井　特に教育レベルの高い患者さんは、素晴らしい病歴を書かれても不思議ではないですね。

日野原　患者さんは、自分の言葉で書きますから、医師が専門用語を連ねるより、わかりやすい病歴が書けるのです。違和感は「いやな感じ」、るいそうは「やせた」、「悪心」は吐き気です。情報公開の時代、これからの病歴は、だれが読んでもわかりやすい表現が必要です。

日本の医学用語はドイツ医学を直訳したため、吐いたといわずに「嘔吐をきたした」という。日本語にならない変な言葉です。

福井　私もそう思います。日本語らしい、柔らかな動詞で表せるところを、難しい名詞を使って「……をきたした」などとしてしまうことが多すぎます。

日野原　例えば、中学・高校教育で、自分の体の違和感をどういう言葉で表現すればよいか、そういう文章の訓練を行うとよいと思います。つまり、自己表現、プレゼンテーションの仕事です。これは仕事の場でも役立ちます。

日本とアメリカとのレジデントの能力のいちばんの違いは、プレゼンテーションにあります。日本人は、プレゼンテーションが下手で、何を言っているのかわからない。これからの患者さんは、時間のない医師に、上手に自分の病歴をプレゼンテーションする能力が必要です。

福井　そのことは、残念ながら多くの医師にも当てはまると思います。医学にかぎらず、中等教育・高等教育では基本的な能力としてプレゼンテーションの仕方を教えてほしいですね。

これからの患者は、自分のデータを自己管理

日野原　私は一五年ほど前、八〇歳くらいの時外国旅行をし、帰ってくると寒気と発熱があり、講演をキャンセルして聖路加に入院したことがあります。肺炎でしたが、化学療法を行って、二週間で熱が下がりました。ある時ナースに、熱っぽいので測ってくれと言いましたら、「先生、熱なんかないですよ」とこともなげに言うのです。

患者にとっては、熱がある感じが重要なのです。医療者は、患者からの情報をもっと大切にしなくてはなりません。「それでは、体温計でもう一度体温を測ってみまし

ょう」と言えば、患者は満足するし、それで熱がなければいっそう満足します。

福井 一人ひとりの患者さんの個別性、つまり平均値とは異なっていても異常とはいえない場合があること、反対に、平均値とほぼ同じであっても、その患者さんにとっては異常な場合があることを理解していないということですね。

日野原 老人に無熱性の肺炎があるということは、医学のテキストによく出てきます。私などは、朝起きた時の体温は三五度三分。最低で三五度ということがありました。朝起きた時に三五度六分だとすると、三六度八分あれば大変な高熱でしょう。老人の平熱はスタンダードが低いのです。スタンダードが低い老人に、三七度以上でないと発熱としないのは問題です。

私にとって三六度五分は微熱ということになります。老人の無熱性肺炎というのは、熱がないのではなく、スタンダードが低いため、熱が平熱以上にあっても医療者からは発熱とは認められないのでしょう。

福井 そういう意味では、最近は基準値と呼ばれますが、正常値の定義を年齢や性別、場合によれば一日の中での時間帯ごとにきめ細かく作ったほうがよいと思います。

日野原　患者自身が、いろいろな情報を持っています。医療者は、患者からその情報をもらうのです。患者は、自分の体重、血圧、体温を日ごろから計測して、「私の体温はこうです。私の平素の脈拍数や血圧値は○○です」とはっきり伝える必要があります。その情報により、医療者側による問題解決が非常に的確になります。これからは、患者自身が医療に参与しなければなりません。

医療ミスを防ぐために

福井　今、様々な医療事故が新聞やテレビで報道されています。医療現場でもミスを予防する気運が高まってきていますし、これまでより改善されつつあるのではないでしょうか。

日野原 これまで、医療事故というのは現場でなれあいになり、院長や上の医師さえ知らないことがあったのです。私も二〇年前の昔のことでしたが、回診をしていた時、「どうも、これはおかしい」と思っていたところ、後になって、甲状腺剤を一日だけ一〇倍多く与えていたことがわかったケースがありました。レジデントも、ナースも、私の翌日の回診まで、私に報告しなかったのです。私の回診で早く気がつき、事がなかったのですが、患者には謝りました。

福井 以前は、医療上のミスがこんなに頻繁に起こるものだとは、だれも考えていませんでした。また、ミスをしたとしても、そのことを仲間うちでさえ明らかにできる雰囲気ではなかったように思います。

日野原 今の話の後日談があるのですが、細菌性の心内膜炎でペニシリンを二か月くらい投与し、もうよいだろうと退院することになったケースがありました。明日退院という時に、レジデントが「先生、また昨夜高熱が出たからペニシリンを始めて、退院を延ばしました」と言うのです。おかしいなと思って聞いてみると、三八度の熱が出たとナースが報告し、レジデントは確かめないまま薬を処方していた。実は、患者さんには家に帰りたくない事情があり、体温をごまかしていたのです。

ナースが熱があると報告したら医師は疑問を持ち、その時、本当に患者の体は熱かったのかということを聞くべきです。医師がそれくらいのことをナースに言えば、「あの先生はすごいな」と思うでしょう。医師の能力というのは、そういうところでかっこよさを出さないといけませんね。ナースも、患者が体温計を見せた時は、患者のからだに手を当てれば、本当に熱があったかどうかがわかるのです。医師がただナースを権力で上から押さえつけるのではだめです。本当の実力があって尊敬されるのです。

福井　いわゆる詐熱の患者さんですね。一度そのような患者さんを経験すると忘れないものですが、経験するまでは、なかなか思いつきません。

日野原　医師にも過ちがあるのです。ナースに誤りを指摘され、「また言ってくれよ」

と言える雰囲気があれば、医療ミスの予防につながると思います。知らないことは知らないと言い、経験のあるナースの実力を認めることが、チームワークを築きます。医療ミスをなくすには、まず、一緒に働く人どうしの人間関係をよくすることです。意見の違いがあれば、よく話し合い、もし、医師のほうが間違っていたら改める姿勢が必要ですね。

福井　チームワークのよさは、話し合う時間の長さに比例するのかもしれません。グループ・ダイナミクス（コラム12参照・一八八頁）について、全ての医療者が学ぶ必要があると思いますし、加えて、チームワークをよくするためのノウハウを知らなくてはなりません。

Column 12

グループ・ダイナミクス

グループ・ダイナミクス（Group Dynamics）とは「集団精神力動」といい、人が集団になる場面で特徴的に起こる精神的な動きのことです。

人は集団になると、他者の言動に影響を受けて日ごろの自分とは正反対の意見を持つようになったり、衝動的または無意識的な行動をとったりするなど、不合理な精神状態になることがあります。

このような精神の動きを理解することにより、例えば、グループ内でまとめる意見を正しい方向に向けるため、そのテーマについて最初からグループで話し合うよりも、まずは個々人で考えをまとめたうえで話し合うといった方法論が生まれてきます。また、存在感の大きい人や「声の大きい人」とそうでない人との意見を調整するなどのきめ細かい配慮が必要になります。

このグループ・ダイナミクスの考え方は、精神障害者を対象とした集団精神療法の理論や技法の基礎となっています。

（福井次矢）

医師にも、情報公開が必要

日野原　今、日本では医療ミスが相次いで報道され、医師の倫理観が問われています。例えばアメリカでは、インターネットで引くと医師の個人情報を知ることができます。医療ミスで起訴されているとか、裁判の結果まで公表されています。ここで私が言っておきたいことは、アメリカでは、二〇年前までは医療ミスの訴訟が非常に多かったのです。しかし、誤りを医師のほうから率直に、早く、患者さんに伝えるようになり、訴訟も減ったそうです。それからアメリカでは、医療事故は新聞には報道されないのが普通です。

医学が急激に進歩して新しい薬や手術を始める時、きわめてまれに事故は起こります。患者にそれをあらかじめ告げておけば、それは事故で、ミスではありません。

アメリカでは医療事故は新聞には報道されません。医療ミスは報道されても、それは科学記者が扱い、日本のように社会記者が扱うのではありません。日本では社会記者が、医療事故でも報道することが多く、医療事故を大きな見出しで書くことは問題です。

医師には定年はありませんが、人間であるかぎりいろいろな意味で限界があります。もう少し、その医師個人の情報を一般の人に公開することが必要です。

福井　医療を受ける側の知る権利と、医師側の個人情報保護という価値観の間のジレンマですが、結局は社会としてどちらに重きを置くかということですね。アメリカに比べて日本では医療を受ける側の権利が弱いように思います。

日野原　最近まで日本では、医師が専門医の資格を取ったことさえ公表できませんでした。日本の専門医というのは、内科学会が専門医制度を一九六八（昭和四三）年に始めて、一九七三（昭和四八）年に専門医試験を行い第一号を出したのです。しかし、それを公表できないために、なかなか制度の実績が上がらなかったのです。医師会が、専門医を公表すると差別になるということで、つい最近まで強く反対していました。

福井 同じような論理で、一九八〇年代半ばに家庭医制度を作ろうという構想が潰されてしまいました。

日野原 最近やっと法律が変わって、専門医や認定医の広告もできるようになってきました。家庭医の専門性は、しかし、まだ制度化が遅れていますね。国民のためには、医師会がもっと積極的に進めるべきだと思います。

医療の担い手は、医師に限らない

日野原 アメリカの航空会社では運行中に急患が発生した場合、医師がいなければ、乗務員が除細動（心停止患者への蘇生処置）を行えるように訓練されています。最近、外国出張時にノースウエスト航空の飛行機に乗ったら、乗客が心臓病を起こし、私が呼ばれて処置しました。その時、心電図測定や除細動のわかりやすい使用マニュアルがありました。医師がいなければ、乗務員がマニュアルどおりにすればよいのです。シアトルの劇場にも、カジノでも除細動器が備えられていて、何か起きたらできる人がやればよいと、皆を教育しています。

福井　本当にプラクティカルな判断ですし、実際ある程度の講習を受ければ、一般の人でもかなりの人が正しく除細動器を使えることが示されています。

日野原　日本では、昨年、救急救命士が気管挿管を行って問題になりました。後に、法律が変わってできるようになりました。救急救命士は救急専門医の手伝いをして毎日やっていますので、一般の医師より上手なのです。今から一〇年前、日本では救急車に血圧計も装備されていませんでした。どうして救急救命士が血圧を測れないのでしょう。教えればよいのです。

私は、一九八七（昭和六二）年五月にＮＨＫの「授業」という番組で、小学生に一時間、聴診器での血管音の聴き方を教えたら血圧が測れるようになりました。子供は耳がよいから、周囲がやかましくても聞こえるのです。大人は静かにしないと聞こえない。血圧は医師だけが測るのではなく、教育をして一般の人々が測ればよいのです。難聴の先生が測るより、若い素人が測ったほうがよほど感度がよいのですから。

医療は、医師やナースに限らず教育やテストをして、できる人が行えるようにするべきです。アメリカでは、もう一般の人が除細動を行っても法律違反にならないのです。

福井　少しずつですが、日本もその方向に動きつつあるように思います。救急救命士の例のように。

終末期のケア

日野原　ターミナルケアというのは、終末期の患者さんを最期まで看取るケアです。人生の大半は不幸であって、人には理解されず、生涯不遇であった人でも、いよいよの最期には生まれてきてよかったという感謝の気持ちを持って死を迎えることができるようにする医療です。ターミナルケアはこれまでの医学の限界を越え、心の問題を最も大切にするケアです。

　癌末期患者のターミナルケアの大切さを私はロンドンで、ホスピスの創始者シシリー・ソンダース先生に会って実感しました。今から二〇年も前のことでしたが、それ以来日本にもホスピスを作りたいと強く思いました。

福井　それがきっかけになって、先生が理想と考えるホスピスを作られたのですね。

日野原　ライフ・プランニング・センターは日本財団の援助を受けて、ゴルフ場のオーナーから敷地の中の土地二〇〇〇〇坪を寄付してもらい、募金をスタートして、ピースハウスというホスピスを建設しました。一九九三（平成五）年のことです。独立型の施設としては日本で最初のものです。

福井 神奈川県中井町にある、富士山の見えるホスピスですね。

日野原 ターミナルケアでは、インフォームド・コンセント（説明と同意）を行い、上手に病名を告知することが大切です。ピースハウスにいらっしゃる患者さんの中にも、「あなたの余命は二週間しかないです」と主治医に言われて、ショックでホスピスに入ったものの、一週間たつともう余命一週間ということで錯乱して家に帰ってしまった方がおられます。予後を予測するというのは、医師にとって非常に難しいことです。予後の診断学はまだまだ完成していないのです。まだはっきりしない予後をずばりと言うのは、患者への暴力です。

福井 私も以前、ホスピス・ケアにおける予後推定に興味を持って調べたことがあります。もう三、四年前でしたが、そのテーマについてたった数編しか論文がなかったことを覚えています。

日野原　私は、癌であることは、慎重に、当人の了解で言うべきだと思うのです。不確定な死の時期は慎重に言うべきだと思います。その人がいよいよ最期を迎える時には愛する人、大切な人がそばにいることが絶対に必要だと思います。最期を看取れなかったことで、家族や親しい人には一生の間グリーフ（悲嘆）が続くのです。医師が病気の見通しを述べることは難しいのですが、最期に大切な人々にそばにいてもらえるよう、働きかけることが必要です。

予後の診断は、これから最も研究する必要のある分野です。

福井　私のところでは、助手の平憲二先生を中心に京都のバプテスト病院のホスピスのデータを使わせていただき、統計学的な解析を行って予後の推定をできないか、研究を行っています。

日野原　『ブリティッシュ・メディカル・ジャーナル』に一〇年前、そういう研究が発表されていました。何週間とか、何か月とか、様々な予測がいろいろの医師によってされるのですが、実際の死期と比べて、大きくばらついていました。こうした研究は、あまり日本にありません。予後の研究を科学的に行いたいと思い、福井先生にも参与していただき、プロトコールを作ろうと思っているところです。

福井 ぜひ、やらせていただきたいと思います。

告知ということ

日野原 私が初めて癌の告知をしたのは、一九四七（昭和二二）年のことです。四四歳の工業技術院の部長の方でした。外科医が一応開腹手術をしたのですが、すでに手遅れでしたので、外科医から胃潰瘍に伴う腸の癒着があると言われて自宅に退院されました。患者の希望で往診すると、玄関先で奥さんが「主人は癌とは知りませんから、先生、そのつもりで話してください」と言われ、私もそのつもりで伺いました。「診察いたしましょうか」と言ったら、「ちょっと待ってください。話がありますから」と座り、僕の両手を握って、「先生、本当のことを言ってください。癌じゃなかったんですか」と言われたのです。

その方の目を見たら、もうどうしようもなくて、本当のことをお話ししました。「ありがとう。私は子供がないし、家内のことを考えなくてはならないのです。どうしてもだめであれば、私は覚悟をします。今日言ってもらって、よかった。しかし私も科学者だから、最後まで治療をやってください」と言われました。

やむをえず行った告知でしたが、それ以来、私は癌だとは言えなくても、癌ではないという嘘だけはつかないようにしようと心に決めました。

福井　二五年以上も前になりますが、私が聖路加国際病院の研修医だった時、当時は癌の告知をすることは本当にまれだったように思いますが、先生から何人かの患者さんについて、告知された場面のお話を伺ったことが強く印象に残っています。

具体的に、先生はどのように告知をされていますか。

日野原 告知には時間がかかります。私は入院患者に告知をする時は、レジデントとナースを連れて病室にいきます。私の告知の様子を見せたいのです。話しかけた時に病室に電話がかかったり、ナースに用事ができたり、なかなか告知までいけない場合があります。

私は、告知の際はその後用事のない、ゆっくりと話せる機会を選びます。その後に約束が控えていると、どうしても無理をして告知をすることになるからです。日曜日の午後などに時間をゆっくりとって、どこの部屋が適当か、医師やナースの座る位置も配慮して行います。

福井 告知について、患者さんのご家族内で意見が異なる場合もありますね。

日野原 同じご家族でも、それぞれ意見の違う場合も多いのです。娘さんが癌になられたりすると、お父さんは、「娘には言ってくれるな」と言われたり、お母さんは「私は娘を知っています。娘はかえって言ってもらったほうがいいんですよ」と言うから行うのです。

 こともある。それを調整しなくてはなりません。急いで告知せず、慣らし運転をして

福井　何度かご家族と面談をされてから、ということですね。

日野原　私はいったん告知したからには、患者の容態が悪くなれば何をおいても駆けつけます。その患者に癌だということを告知して、大きなショックを与えた私は十字架を背負ったことになります。その人を背負っているのですから、その人が悪くなった時にはほかのことを放り出しても行くだけの気持ちがないと、簡単に告知などできるものではありません。ところが予後の見方を誤って、ナースが「今、呼吸が止まりました」といって間に合わない時、私はナースを叱ります。どうしてもう一時間早く言ってくれなかったのかと言うのです。

　開業医の先生が主治医で、聖路加国際病院に患者さんを紹介され、入院中に患者さんが亡くなるような場合でも、二〇年も三〇年も診ているのに患者さんの最期を知らされないのは、かかりつけの医師にとって本当に残念だと思います。または同じ病院

でも、手術を行って長く世話をして、後に緩和ケア病棟に移された患者の場合は、元の担当医や紹介した院内外の医師に、急変などした場合はタイミングよく知らせないといけません。そういう場合には、亡くなる前に必ず連絡をするようにレジデントを指導しています。それにしても、予後を的確に予測するというのは難しいことですが、本当に重要なことです。

福井　データを集めて解析し、予測基準を作る必要がありますね。

日野原　ある牧師さんが癌になり、主治医は告知しない方針でした。私は「牧師として最後のクリスマスになるかもしれない。後のこともあるから、やっぱり最期のお別れを教会の信者さんたちに知らせるのが必要ではないかと思うので告知してください」と言って特別に頼み込み、回診の時に告知をしてもらいました。後で聞くと「さすがに牧師さんですね。告知を静かに受けられました」とのことでした。

一年後に奥さんから追悼集をいただいたところ、医師が告知をする前の晩、すでに奥さんが告知をしていたのです。

福井　そうですか、奥様がされたのですか。

日野原　その牧師夫人は「私が言うことがいちばん主人のためによいと思いました。それで一緒に一晩中泣いてお祈りしました。これは神様のご意図だから、あなたの十字架だからといって、泣き明かしてやっと朝になりました」と私への追悼集の中にはさまれた手紙に書いてありました。夫人からの告知の後で医師の回診があったので、主治医の告知を素直に受けることができたのでしょう。

それからは、誰が告知するのがいちばんよいかは、ケースによって違うと私は考えるようになりました。いちばんよい人に、まず言ってもらうとよいでしょう。

福井　私たちの総合診療科では、どのような病気であっても入院時の患者さん全員にアンケートを行い、もし癌であったとしたら真実の病名を知りたいかどうか尋ねています。最近ではほとんど全ての患者さんが真実の病名を知りたい、しかも、もしご家族が本人には言ってくれるなと言ったとしても、自分には知らせてほしいという結果になっています。二〇年前とは大きく変わりました。

日野原　時代により病院によって癌の告知の率は違います。英米では一九六〇年代から告知の方向になり、今では九〇%以上となっています。聖路加国際病院の統計では、約七〇%ですが、日本全体としてはまだずっと低率です。

最期のひとときを和やかに

日野原　私は、患者さんが亡くなる時にはご家族や親しい方に集まってもらい、お孫さんに歌を歌ってもらったりもします。血圧が下がっているような時でも、難聴がなければ案外患者さんの耳には聞こえています。また、最期には気管内挿管さえ抜去します。聖路加国際病院のある副院長の最期には、奥さんから「先生、最期に亡くなる時には楽な状態にしてあげてください」と言われていましたから、挿管していた気管チューブを抜きました。すると「ああ、楽になった」と患者さんは声を出して喜びました。

福井　奥様もご本人もさぞ喜ばれたでしょう。

日野原　意識が戻って、それからまるで生き返ったように普通の会話ができました。それから三時間後に忽然と亡くなりました。最期の三時間、会話ができたことで残された家族のグリーフ（悲嘆）は大きく癒されたのです。

福井　私も半年ほど前、姉を亡くしましたが、最期を看取ることができませんでした。後悔の念はいまだ日を追って強まるような気がします。

日野原　そうですか。私が世話をしたある老人の患者さんの場合は、亡くなる時、六人のお孫さんがクリスマスキャロルを歌ったこともあります。患者さんに、「聞こえたら手を握ってください」と言ったら、ぐっと手を握ってくださいました。そして、まもなく亡くなられました。

指揮者の小澤征爾さんのお母さんのさくらさんが私たちの病院で亡くなる時も「お

母さんの好きな賛美歌でお別れをしましょう」と言ったら、小澤さんは「僕は、棒を振った最初が教会でやはり賛美歌だった」と言われました。賛美歌のＣＤをかけてお別れをし、家族の方々はものすごく感激してくださいました。

福井　悲しい中にも満足感が得られるということですね。

日野原　最期の時に、やるべきことができると家族の悲嘆は癒されます。「最期に最高のことができた。本当に喜んで亡くなった」と思えれば、死の追憶が癒しになるのです。反対に、役員会議があるからとか、何かの都合があるからなどの事情で最期に間に合わないと、生涯心の傷となるでしょう。

ターミナルケアというのは、最期に最高のサービスでお別れをしてもらい、死後の悲嘆を予防するという意味もあるのです。私は、いつも音楽をかけます。私自身は、フォーレの「レクイエム」が好きです。心が昇天するようなソプラノのメロディです。私の場合にはそれが聞こえたら、もう最期だなとわかるでしょう。

▽フォト・メッセージ△

日野原重明

医師やナースだけでなく、
だれもが健康づくりと、
よりよい医療の実現に
参加してほしい。
そして、だれもが生涯を通して
健康を保ち、
自分らしく人生を全うされる
ことを願っています。

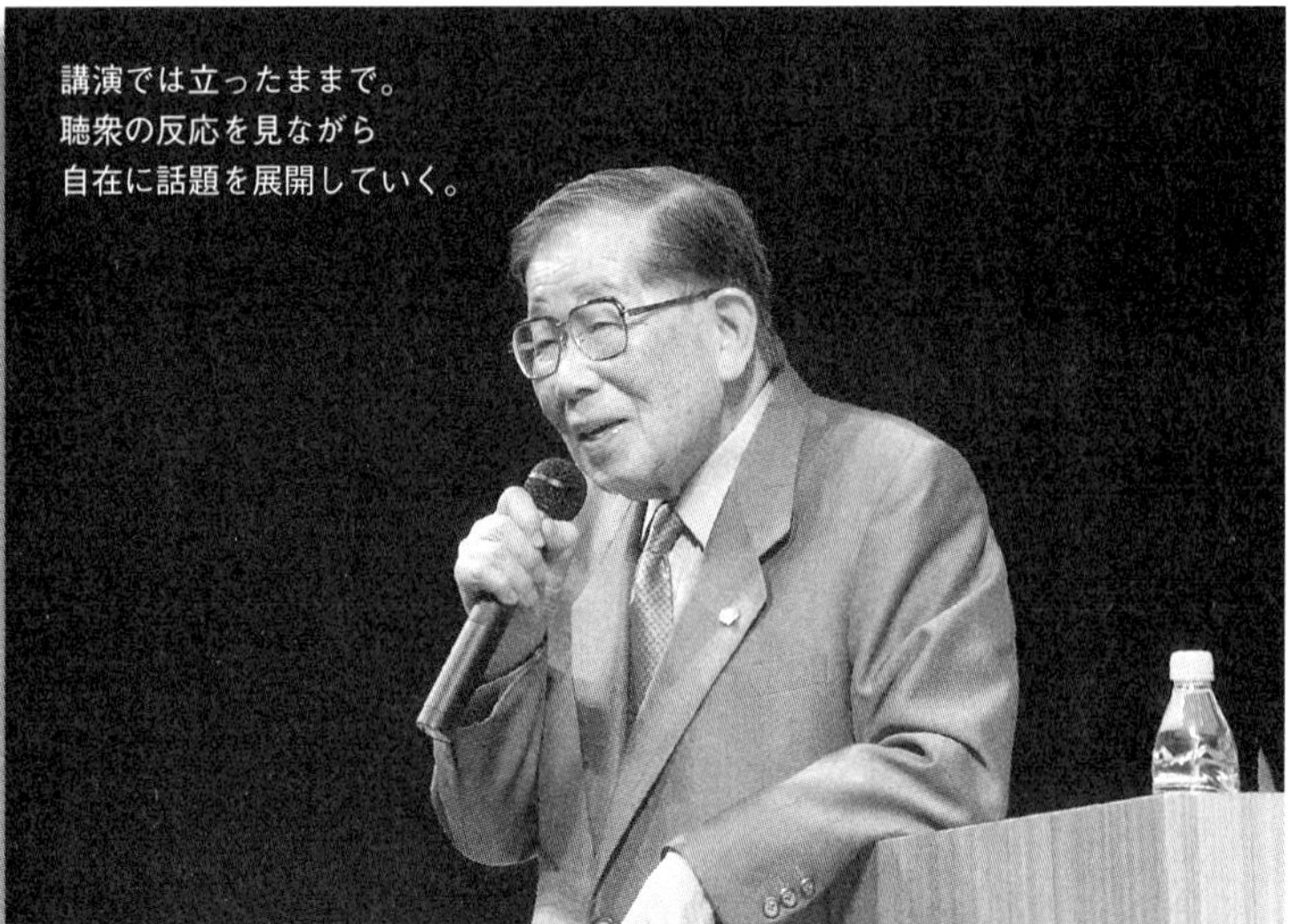

講演では立ったままで。
聴衆の反応を見ながら
自在に話題を展開していく。

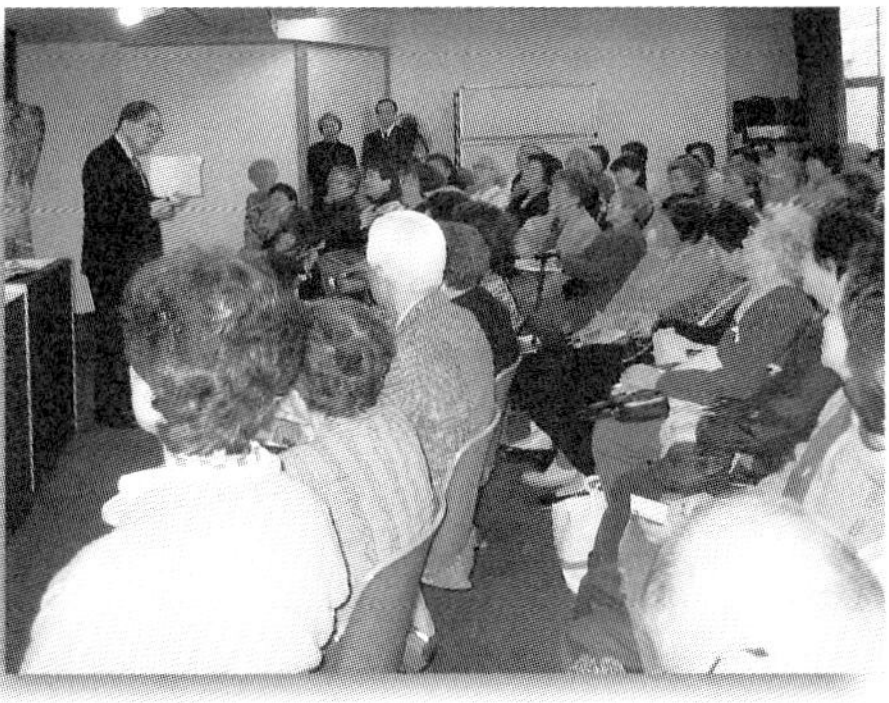

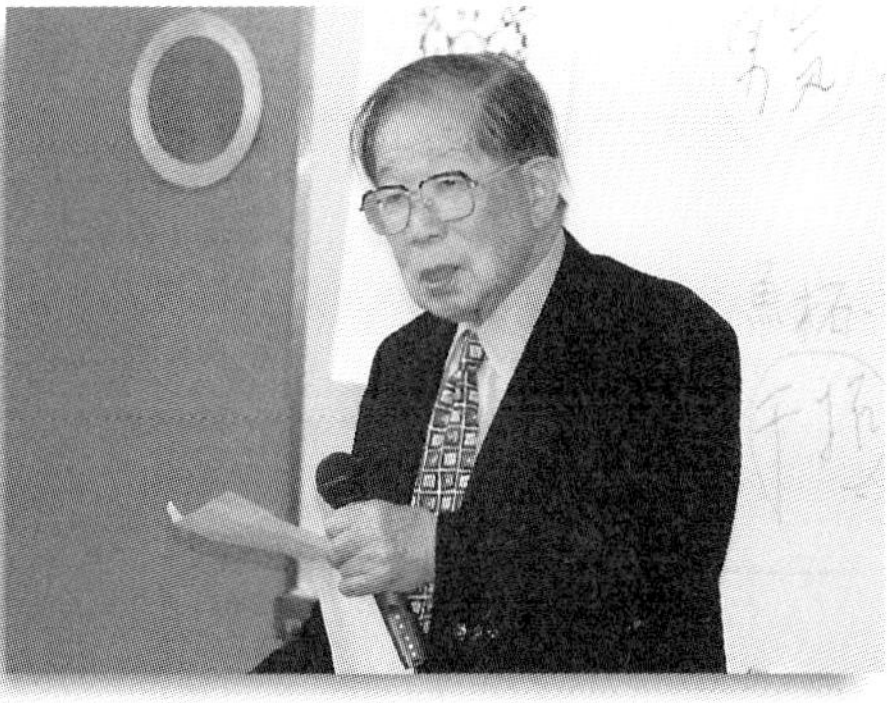

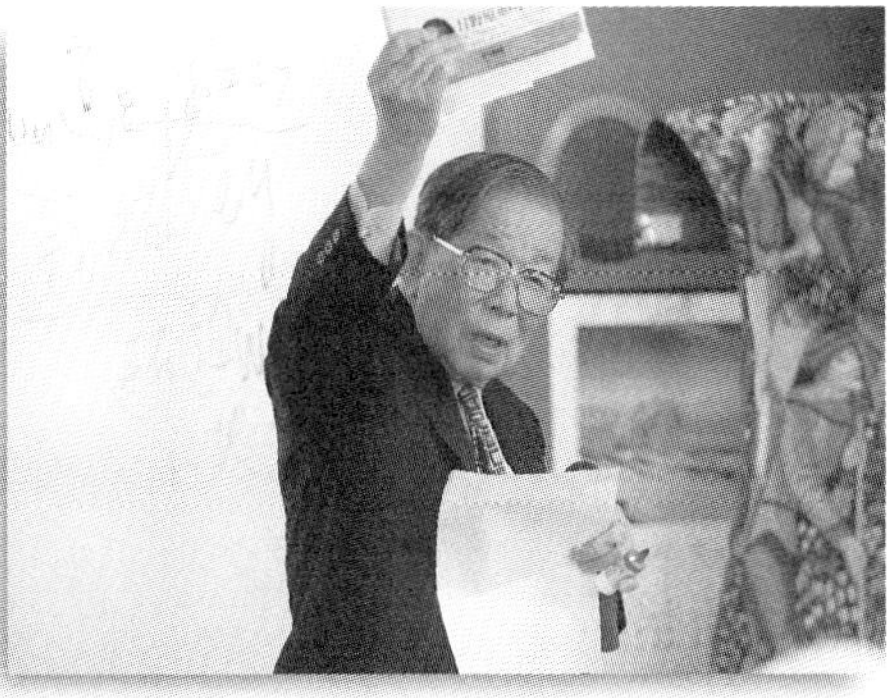

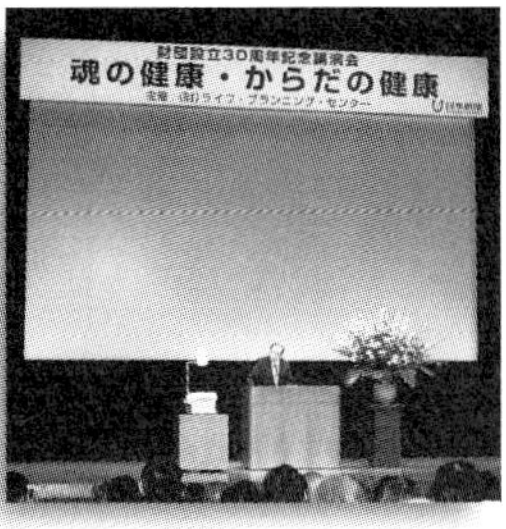

右（上・中・下）ライフ・プランニング・センターの健康教育サービスセンターでの講義風景。

左　ライフ・プランニング・センター設立三〇周年記念講演会（二〇〇三年六月、笹川記念会館にて）。

▽フォト・メッセージ△

日野原重明

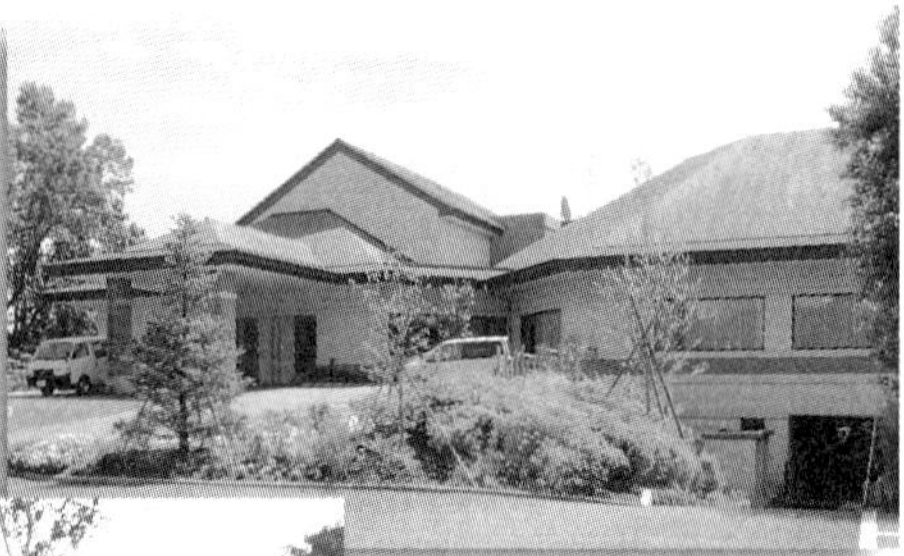

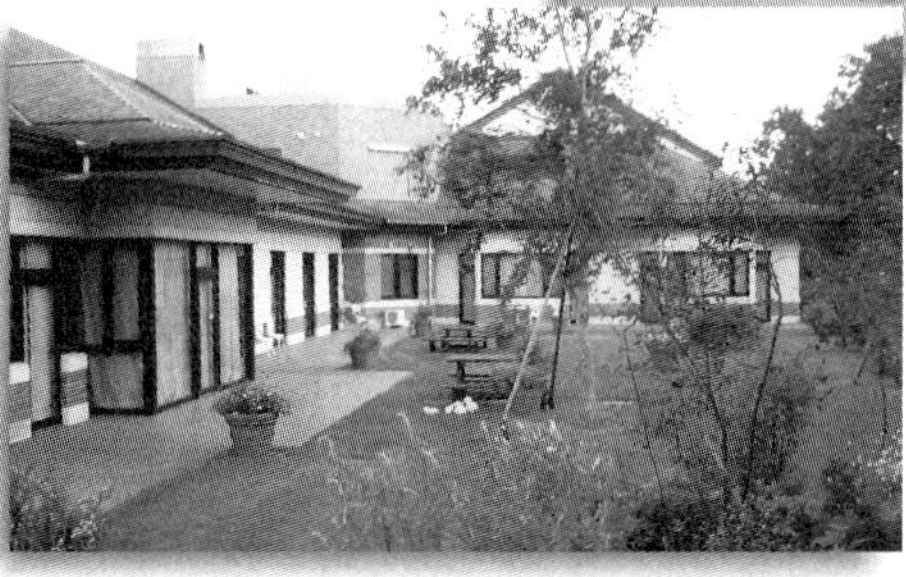

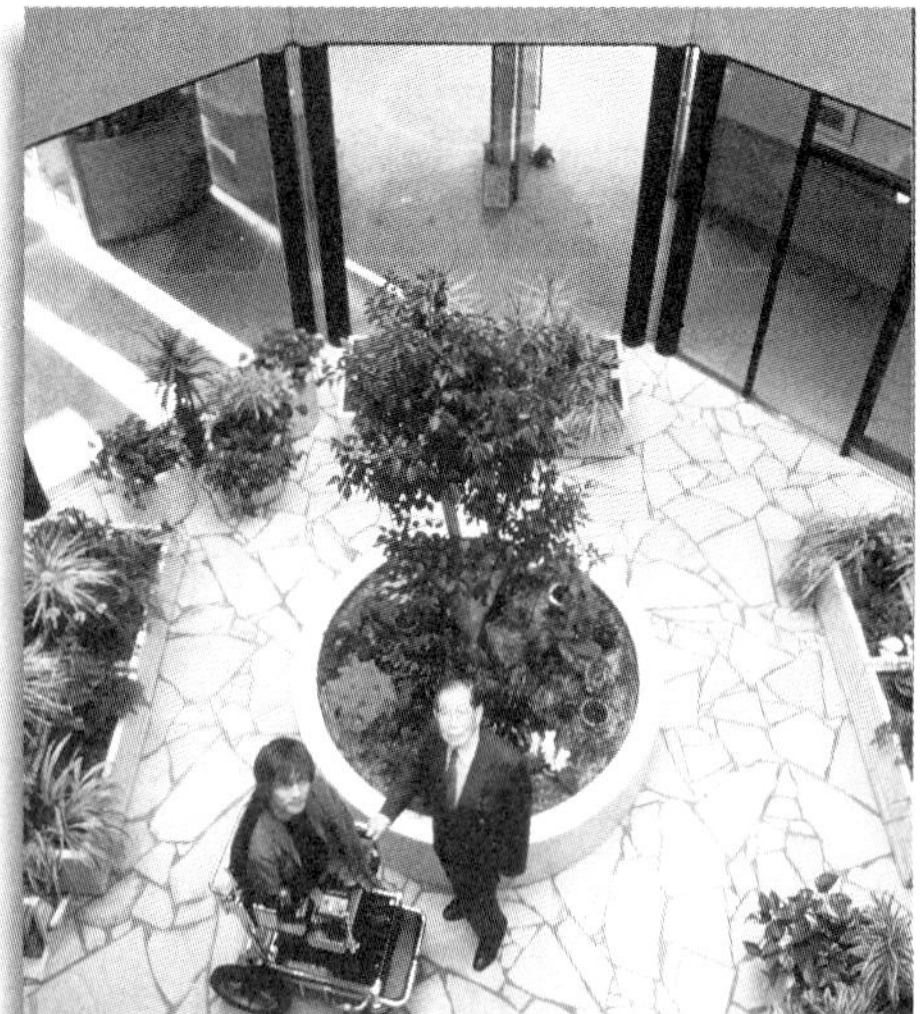

上・中　神奈川県中井町にあるホスピス「ピースハウス」。
下　対談のために訪れた乙武洋匡さんと
ホスピスのアトリウム（中庭）で。

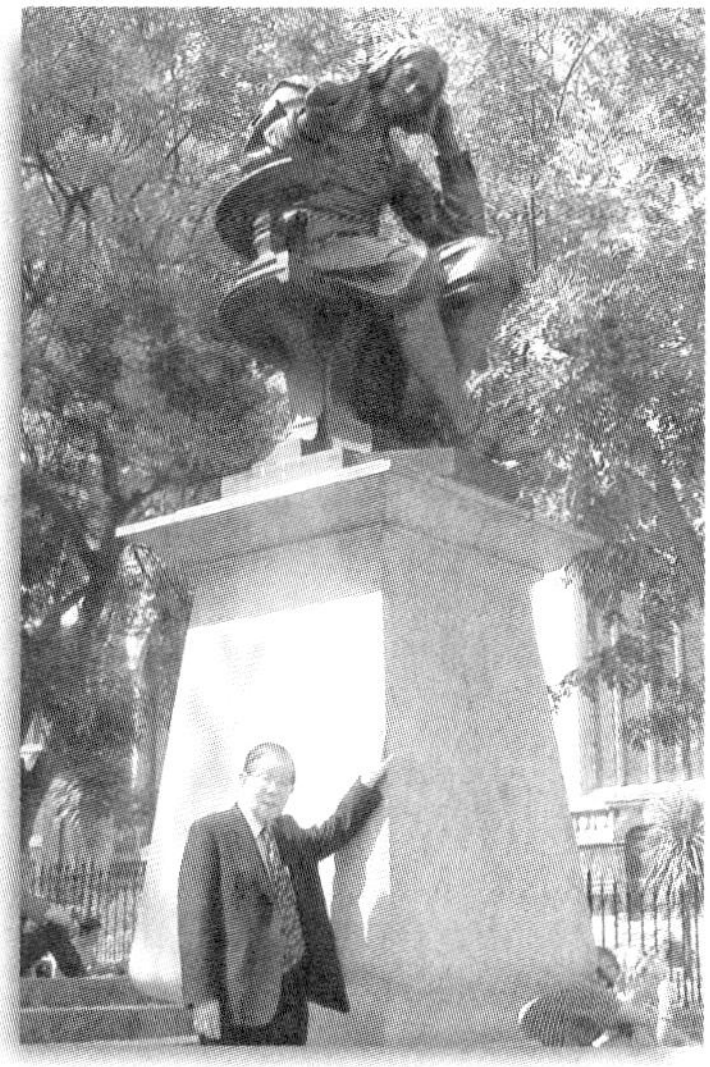

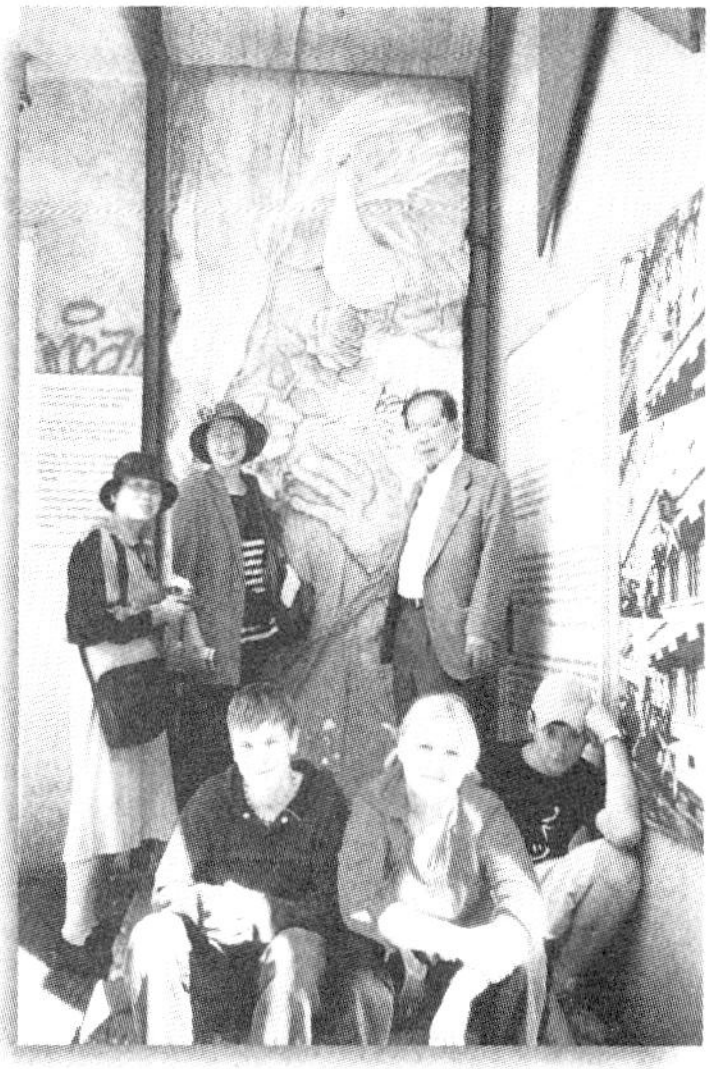

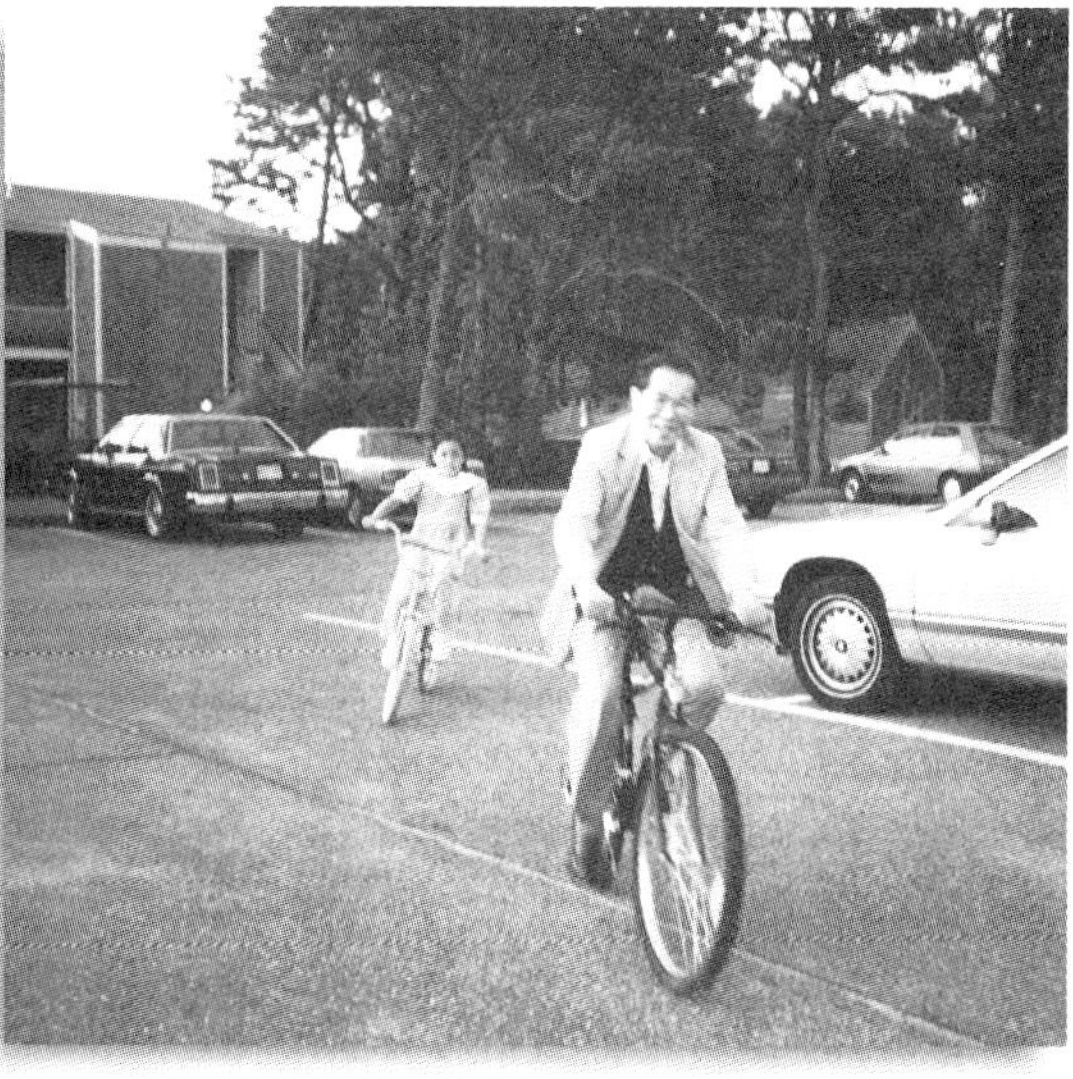

上右　二〇〇〇年七月、ドイツ・ベルリンの「ベルリンの壁博物館」にて。

上左　二〇〇三年五月、イギリス・ノリッジのトーマス・ブラウンの像を背に。

下　八〇歳の時、アメリカ・ボストンで出雲正剛先生のお嬢さんとサイクリング。

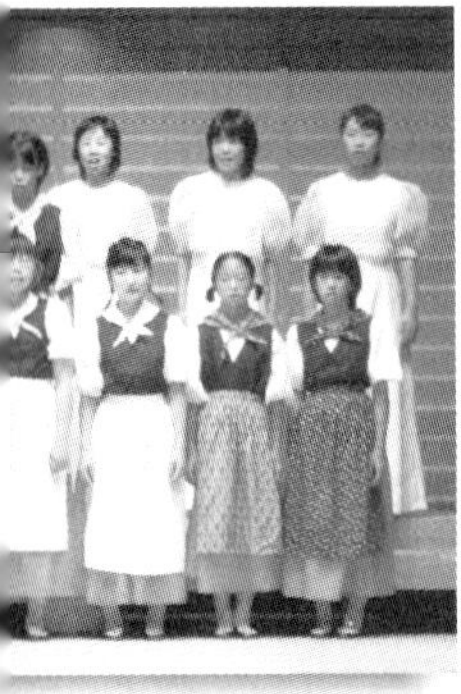

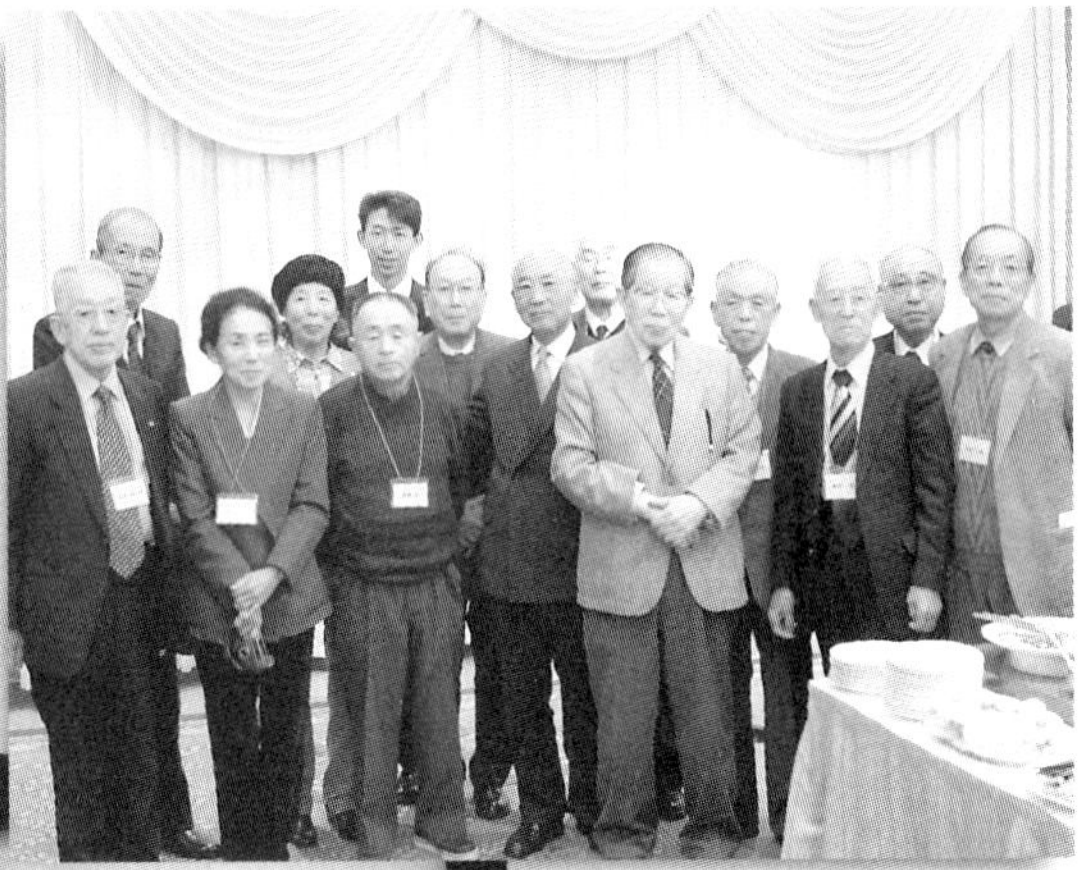

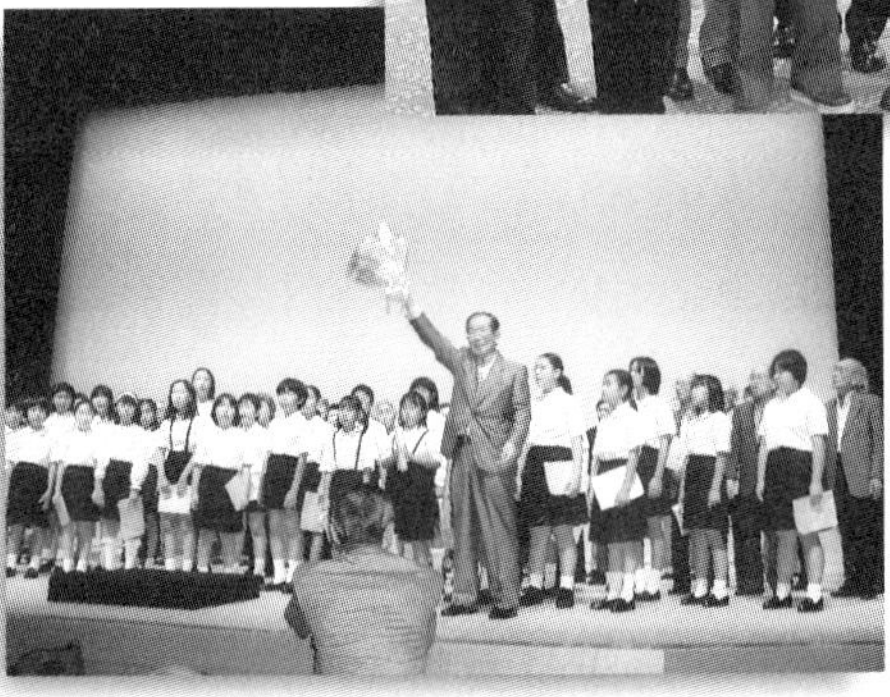

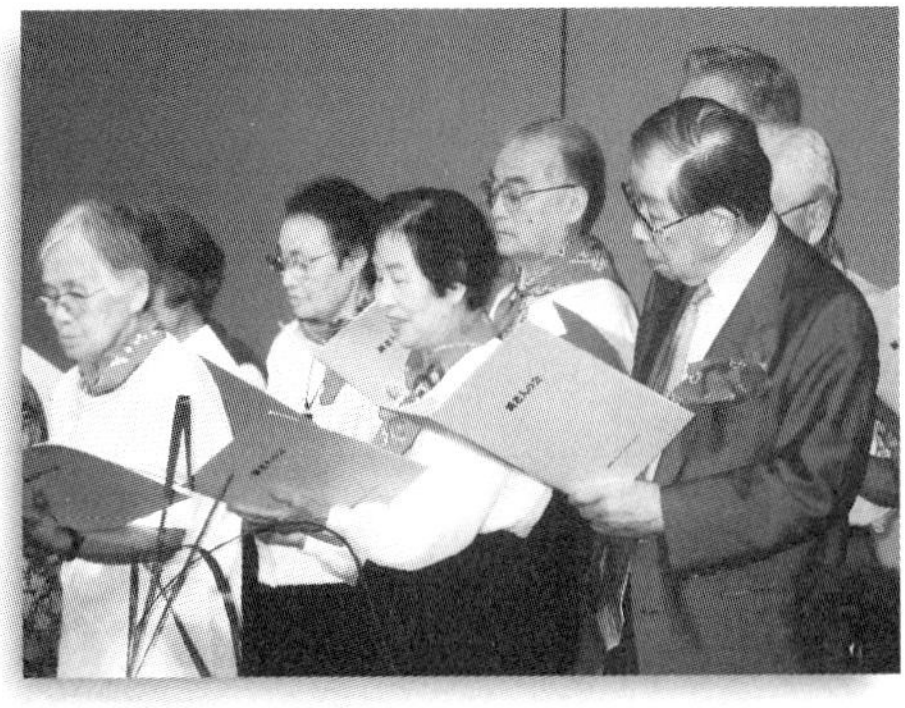

▽フォト・メッセージ△
日野原重明

上　「新老人の会」新年会（二〇〇四年一月）。

中・下　「新老人の会」設立一周年記念講演会（二〇〇一年一〇月）。
「世代をつなぐ歌声」で横浜市立青木小学校の合唱団と
「新老人の会」のコーラスグループ「コール・バンダナ」と一緒に合唱。

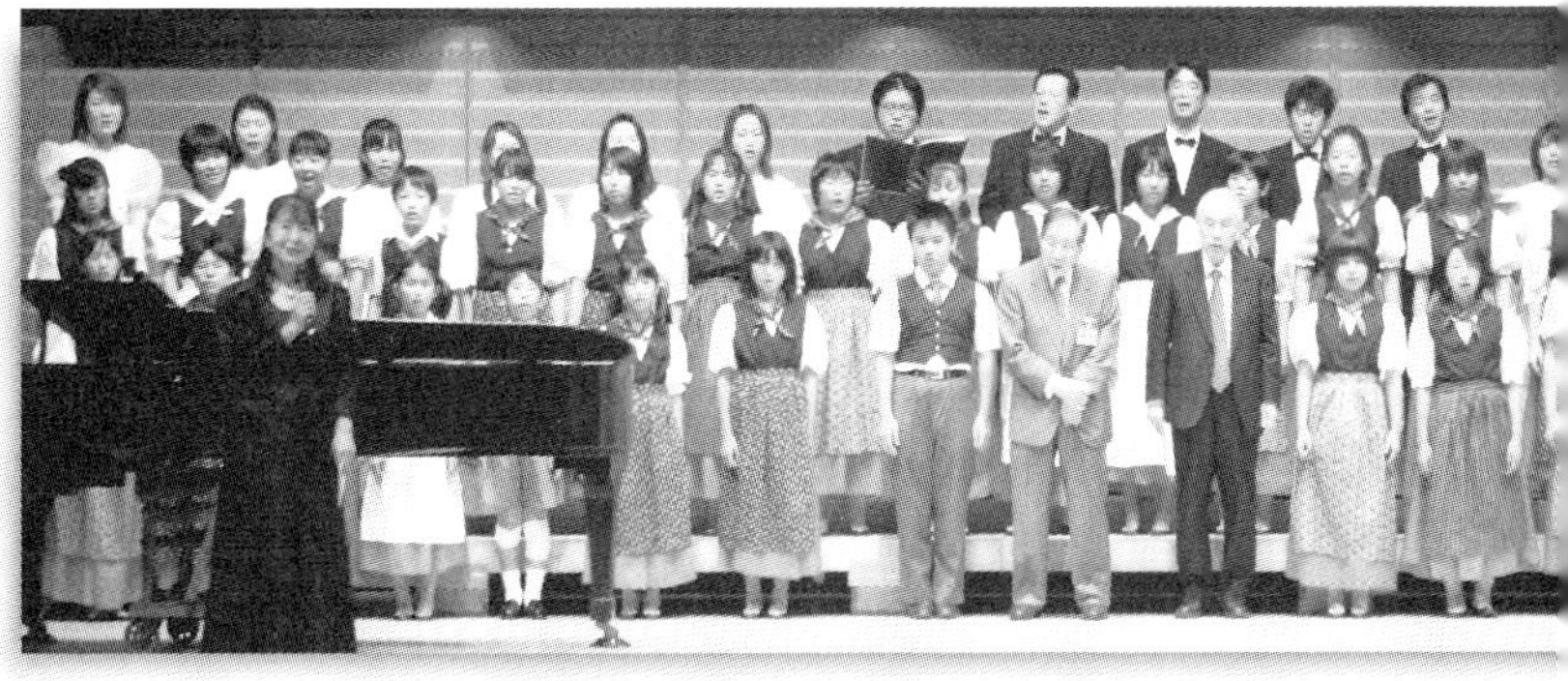

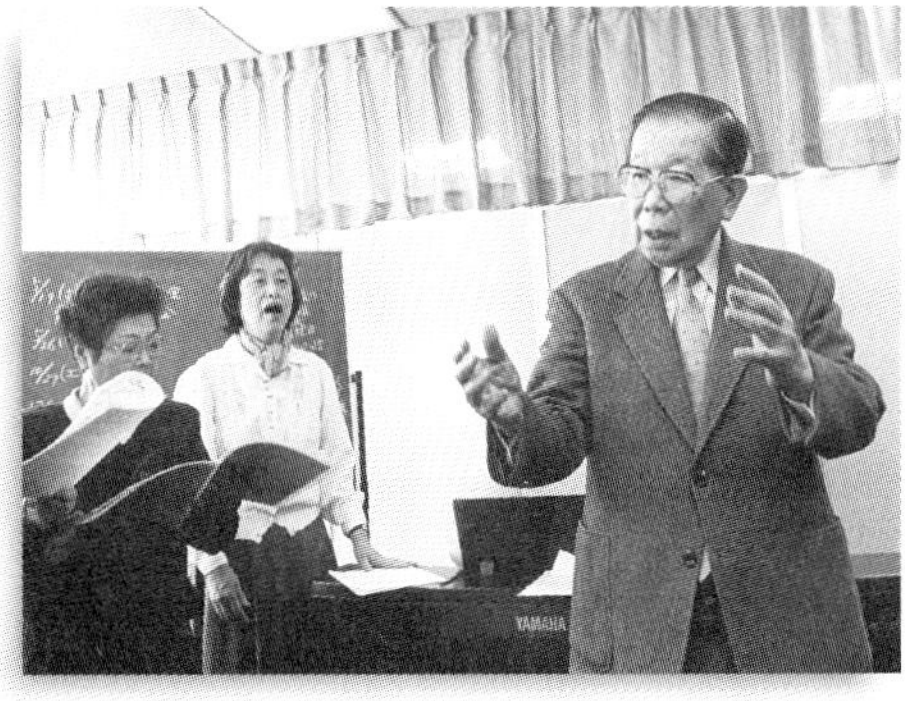

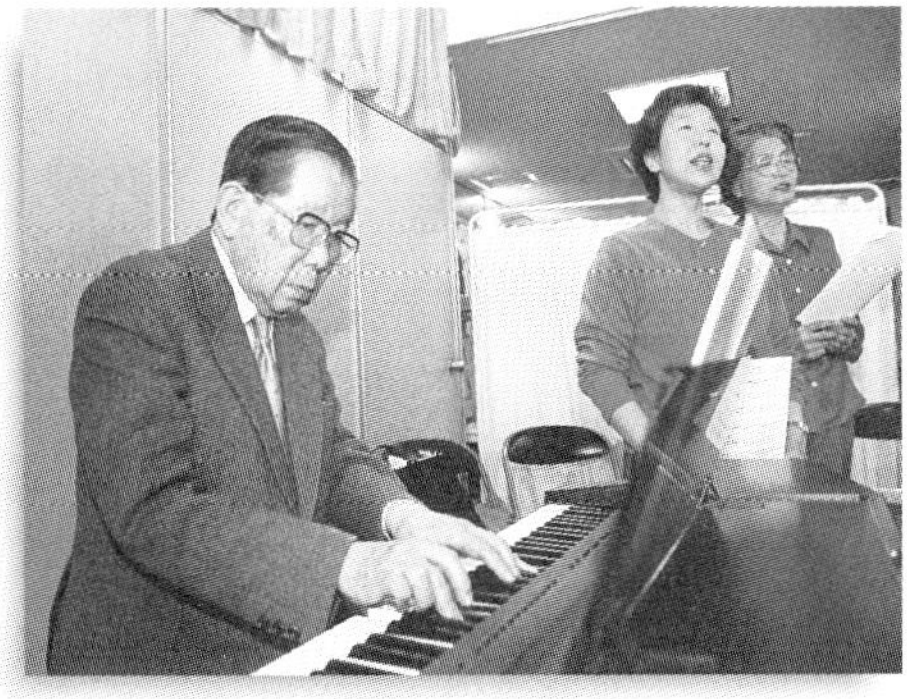

上　「新老人の会」設立二周年記念講演会で（二〇〇二年九月）。演者の村上和雄筑波大学名誉教授（中央）、そして小田原少年少女合唱隊と指揮をされた桑原妙子さん（左）。

中・下　コーラスの指導をする日野原。

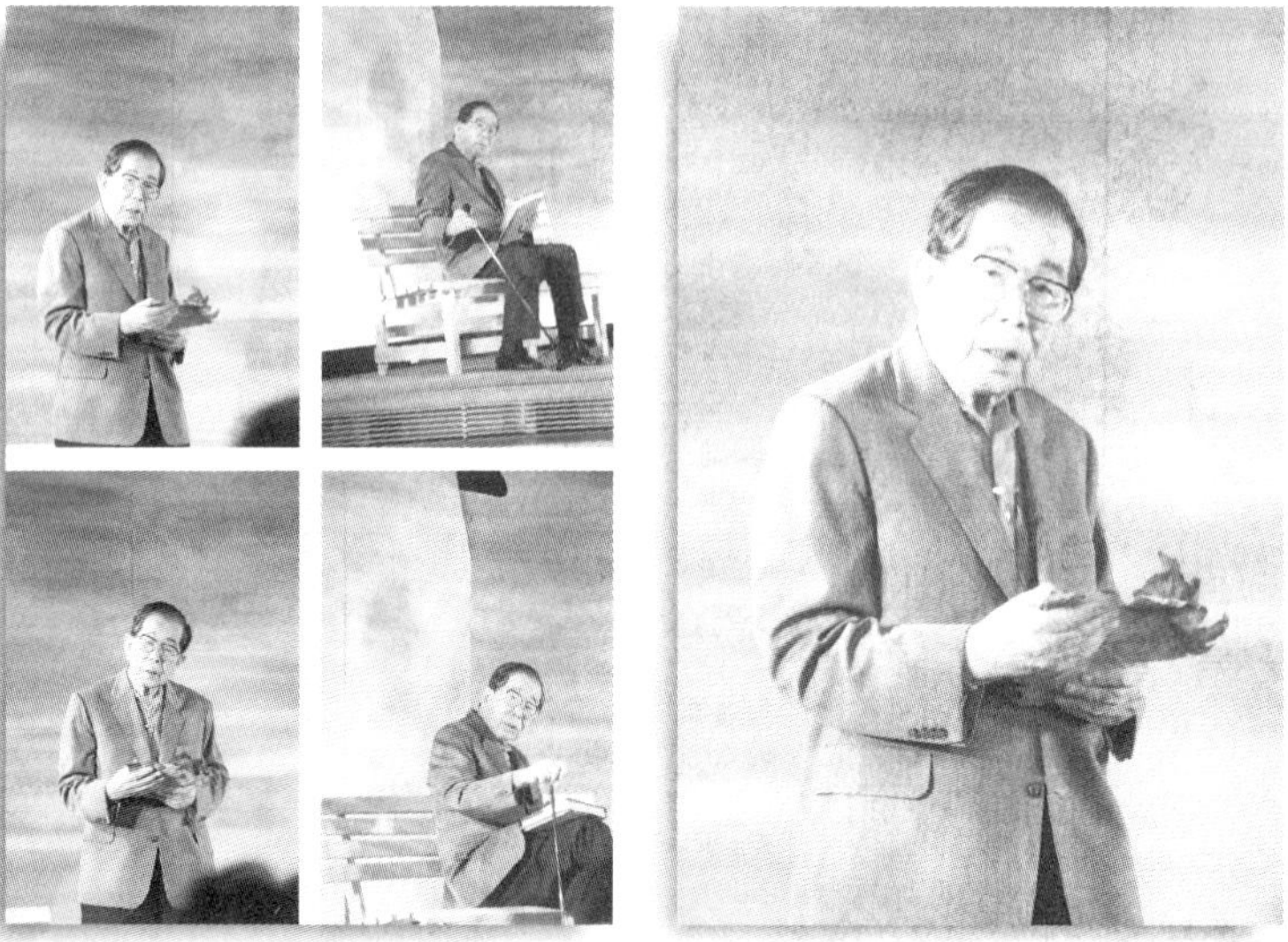

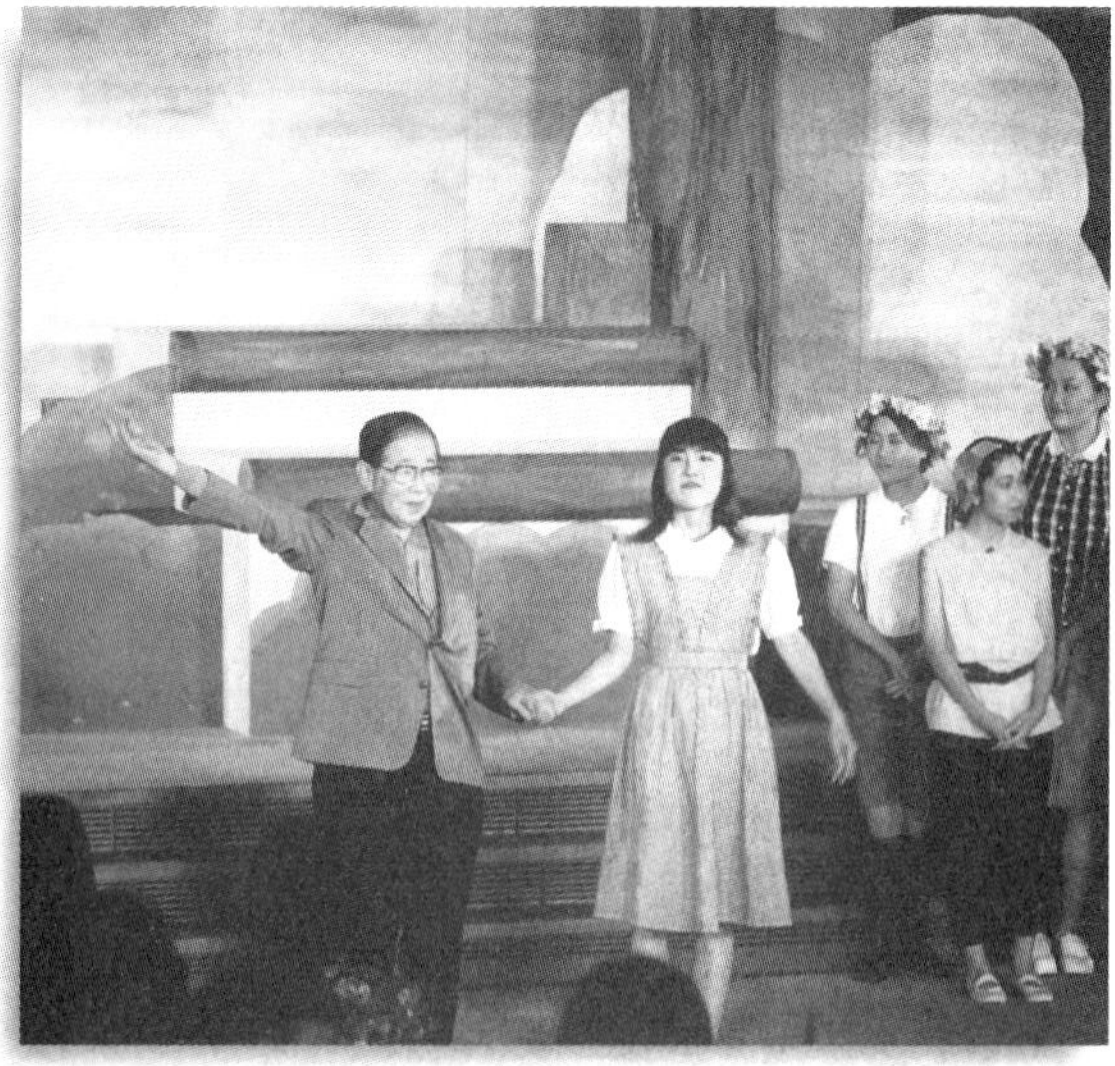

二〇〇二年九月に聖路加看護大学にて
看護大学生と日野原の書き下ろした
「葉っぱのフレディ」（音楽劇）を上演。
日野原は哲学者の役を演じた。

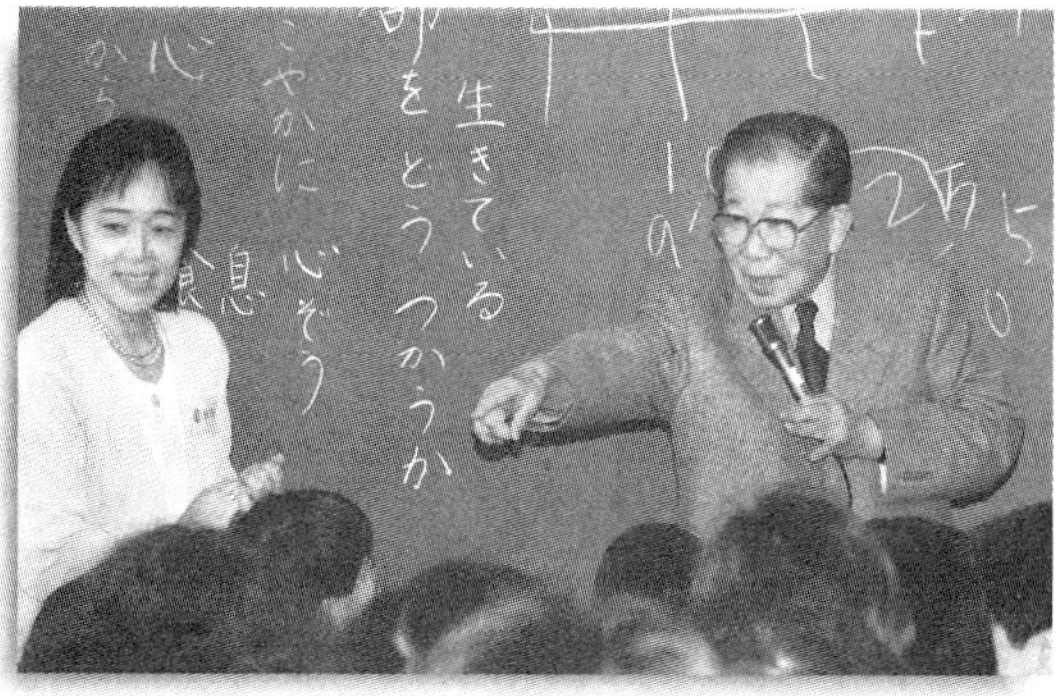

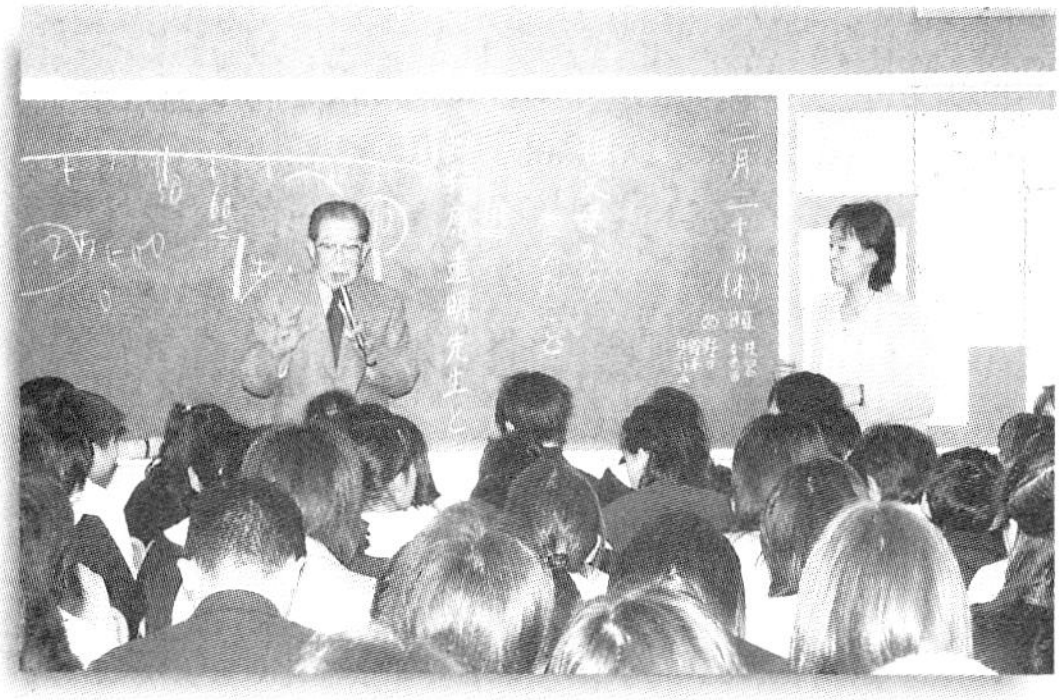

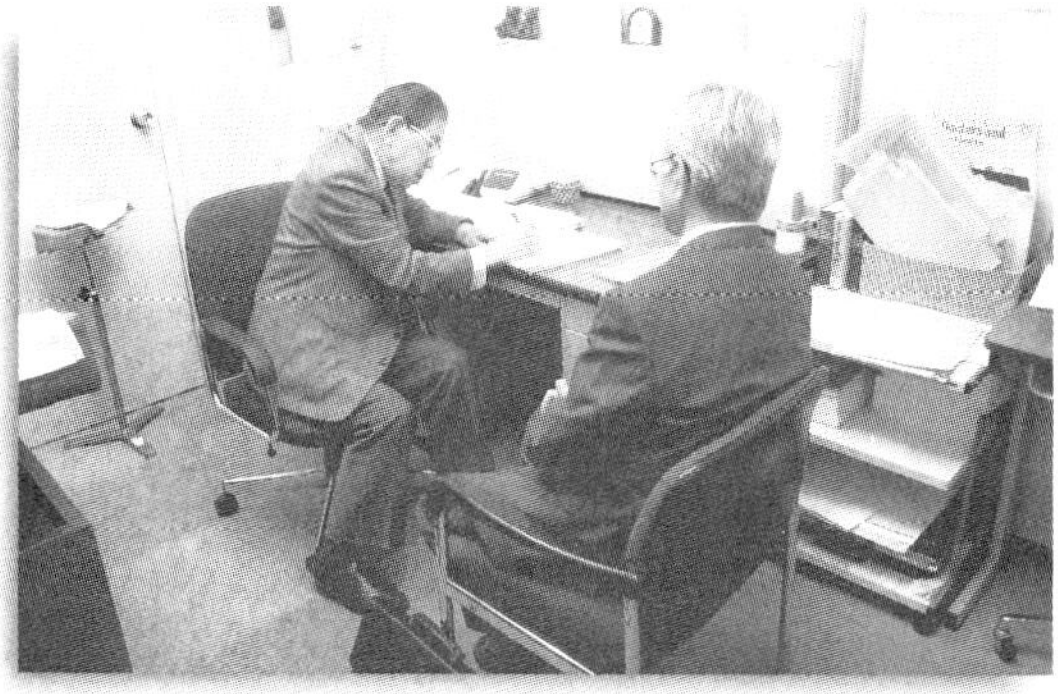

上・中　二〇〇三年二月二〇日、お茶の水女子大学附属小学校で、三年生に「命の音を聴いてみよう」という授業をした。

下　三田のライフ・プランニング・クリニックにて。白衣を着ないで診察をする。

▽フォト・メッセージ◁
日野原重明

エピローグ

始めることの素晴らしさ

——日野原重明先生の生涯を回顧して

いつも何か新しいことに挑戦したいという思い

福井　私たち、聖路加国際病院で学んだ者だれもが、先生の御業績の幅の広さにはいつも驚嘆するばかりなのです。循環器内科、一般内科、老年医学、緩和医療、予防医療、音楽療法などの臨床医学の幅広さだけでなく、看護、哲学、宗教、音楽、文学、演劇まで人間のあらゆる知的・芸術的活動に及んでいます。この対談も長時間になってしまい、お疲れと存じますが、最後に、そのような先生の尽きない探求心やバイタリティの出どころは何なのか、先生の人生を導いている哲学は何なのかなど、人生論とこれまでの足跡について、まとめてお話しいただけませんでしょうか。

日野原　私は自分を振り返ってみると、いつも何か新しいことに挑戦したいという気持ちが、幼いころから性格的にあったのかと思っています。

小学校に入ったころから、外から見ていると、おとなしい子供に見られていましたが、我が強いとか、強情なところがあると両親や先生から思われていたらしいのです。言い出したらなかなか止めないという性格だったようです。

私には一歳上の姉がいます。私が六歳六か月で小学校一年に入学して、カタカナを学校で習い始めたころ、姉が習っている二年でないと習わない平仮名を自分で勉強して、毎朝の家庭礼拝の時、一年生でも聖書の輪読ができるようになりました。

小学校の上級では谷口真一先生の影響を受け、五年生のころから、「真善美」や「矛盾」といった漢字を習い、六年生の時には真善美にさらに「聖」という言葉を教えられ、自分の卒業前に作った文集には、表紙に「真善美の園」という題をつけたことを思い出します。

さて、小学校の四年からピアノを習い、中学では赤面症を克服するために弁論部に入り、YMCAにも属しました。学年別の競技には八〇〇メートル・リレーのクラス代表に選ばれ、マラソンなどにも出ました。

中学時代からの三人の親友とは、一緒に同人雑誌「プロメテ」や詩集「カルト・ブランシュ」を作ったり、夏休みには瀬戸内海の沿岸の町を演奏旅行をして回ったりしました。

京大の医学部二年になった時、結核を病んで、当時、父が広島女学院の院長をしていたので、広島の院長宅で一年間自宅療養しました。回復期には小説を読んだり、音楽の楽典を自己学習して、作曲のまねごとなどもやったりしました。

福井　先生は、常に「システム」の重要性を説いておられますが、それは大学卒業後、循環器内科を専攻されたことと関連しているのでしょうか。

日野原　大学院での研究生活は正味二年三か月でしたが、食道から飲み込める小さなマイクロフォンを工夫して作って、食道内心音の録音に成功しました。学位論文が早くできたところに、聖路加国際病院からの循環器専攻の若手がほしいという誘いに反応して、京都を飛び出したのでした。

戦後は、病院が連合軍により一〇年間占領されたので、その間留学しようと決心して、アメリカのミッション系のフェローシップの試験を受けました。アメリカ・アトランタ市のエモリー大学に留学しましたが、そこでは先に述べたように私の臨床医学の実力が短期間についたように実感しました。

学習や研究の方法論、そのシステム運用の要領を学んだので、これを使えば独学できるという自信が与えられたのです。ビーソン教授から得たものには、絶大なものがありました。

一年の留学後、帰国してからは聖路加国際病院の橋本寛敏院長が満四一歳になったばかりの私に、研究と教育の院長補佐の辞令をくださったことは、大きな励ましでした。研究については、内科学や循環器学の基礎となる電解質の勉強がアメリカでできたうえ、院長は日本にまだ輸入されていなかった焔光光度計を購入してくださって、私は日本の医師のだれよりも早く、血清ナトリウムやカリウムなど「電解質」の研究を行い、教育の先覚者となって、日本で最初の『水と電解質の臨床』という専門書を一九五五（昭和三〇）年に医学書院から出版できたのです。

福井先生の聖路加国際病院でのレジデント時代には、この方面の臨床能力を若い医師に伝えることと、ローレンス・ウィードが開発した「問題志向診療録」(Problem Oriented Medical Record：ＰＯＭＲ)の解説の本『ＰＯＳ――医療と医学教育の革新のための新しいシステム』を医学書院から出版しました(一九七三年)。この二冊の著書が日本の臨床医学や看護学に与えた影響は大きかったと思います。

日本で初めての人間ドックを始める

福井　循環器領域の研究や臨床、水と電解質に関する研究と専門書の執筆、ＰＯＳ(Problem Oriented System：問題志向システム)の普及などのお仕事の一方で、先生はいち早く予防医学としての人間ドックを、聖路加国際病院で始められたのでしたね。

日野原　私は一九五二(昭和二七)年九月に帰国後、橋本院長を会長として臨床病理学会（現在の日本臨床検査医学会）を作る裏方の仕事をしました。日本にはまだなかった臨床病理技師を養成するため、橋本先生のお手伝いをしました。

聖路加国際病院には臨床検査技師の資格認定試験の事務所を置き、毎年、実地試験を行い、国立東京第一病院（現在の国立国際医療センター）の小酒井望教授とともに、この方面の仕事に参与しました。

この検査技師養成は、橋本先生がメイヨー・クリニック留学中にその必要性を感じられたことで、戦後数年して日本でも技師養成が実現されるようになりました。この検査技師が病院の検査室に配置されたことがきっかけとなり、健康そうに見える人でも潜在した慢性の病気（今でいう生活習慣病）があり得るので、この早期発見のための一週間の入院精密検査（俗称・人間ドック）が一九五四（昭和二九）年、国立東京第一病院と聖路加とで始められました。

今日では、外来での総合健診が全国的に普及し、私も一九九七（平成九）年までの一〇年間は日本総合健診医学会会長の任を務めました。

医師の卒後研修制度を提唱

福井　先生のお話から、先生が今日あるのは、日本では橋本先生との出会い、アメリカではビーソン教授との出会い、そして書籍ではオスラー先生との出会いなどによる、といえるのではないかと思いますが、そのように理解してよろしいでしょうか。特にわが国での卒後臨床研修制度のあり方について、先生はどのような背景から、現在まで大きな影響力のある提言をされてきたのでしょうか。

日野原　私はアメリカのインターン、レジデント制を目の前にして、これはオスラー先生がジョンズ・ホプキンズ大学病院の内科主任教授時代に、このシステムを自ら実践・指導された賜物だという印象を受けました。私はたった一年間の留学でしたが、その間にエモリー大学の医学部でのビーソン教授やベネット・チーフ・レジデントの下で、アメリカの卒後研修システムの素晴らしさを実感しました。後にエモリー大学のビーソン教授の後任のW・ハースト教授から、POSによる診療と教育システムを学んだことなどは、私が、後に大学外にありながらも、卒前卒後の医学教育に強い発言力を持つことができたゆえんと思います。

一九五一（昭和二六）年ころから、私は橋本先生から日本にインターン制や専門医制の導入をするように勧められ、一九六三（昭和三八）年から一〇年間の努力の後、やっと一九七三（昭和四八）年から内科専門医制による試験が実施されました。この間、大学医学部の内科教授の多くは根強い抵抗をしましたが、東大の冲中重雄教授の強い後押しがあって、これが実施されるに至ったのです。

私は日本内科学会の監事をこなし、この仕事を果たすことができました。このような仕事が、一民間病院に働く医師としてできたきっかけは、橋本先生が民間人でありながら日本内科学会の主要な庶務理事をされ、私に学会の監事としての仕事に参与する機会を与えてくださったことです。

一九六九（昭和四四）年には、インターン制度存続の可否を討議する厚生省医師研修猷談会の委員に任ぜられました。それが日本の大学の医学教育にも発言できる大きな機会になったものと思います。

私はインターン制の廃止が審議会で決められた時、立ち上がって、「皆さんは日本にこの卒後医師研修制度を廃止させた責任者として歴史に残るのですが、それでもよいのですか」と反論しました。インターン制にどこまでも反対する学生にはそれを受けざるを得ないが、卒後の研修を受けることを希望する者には、一年間でなく二年間、生活の経済的保証をする義務化でない制度を始めることを、ここで提唱しました。それが冲中教授らの強い支持を受け、卒後二年間の研修制が一九六九（昭和四四）年から始められました。その後三五年間そのままであったものが、二〇〇四（平成十六）年四月から必修化されるに至ったことは、先にも述べたとおりです。

私は一九七〇（昭和四五）年からは一二年間、文部省医学視学委員となり、さらに一九七五（昭和五〇）年からの一二年間は看護視学委員を務めました。大学の専任教官でない民間人が延べ二四年間、文部省の視学委員となった事例は、今までに例を見なかったと思います。

これは、私が教育や診療の新しい実践を聖路加国際病院で行っていたことが、文部・厚生省の役人や教育界に知られるに至ったからです。回顧すると、私が京都を去り、上京して聖路加国際病院に就職したことが、以上の結果をもたらしたものと考えています。

福井　現在まで現役を続けられた原因はどこにあると、先生はお考えですか。先生のような幅広い探求心とバイタリティを持ち続けられる人はまれですが、万が一そのような探求心とバイタリティを持っていても、職場環境が現役を続けることを許さないことが多いと思うのですが。

日野原　私は聖路加にかかわることによって、今日まで現役の仕事を続けることができたと考えています。一九七一（昭和四六）年ころ私は、時の京都大学総長であった岡本道雄先生からインターン制度廃止後の母校の援助を求められ、京都大学内科教授に推薦したいと言われました。橋本先生にこのことを伝えることなく、これを辞したことは、私の人生の中での大きな選択だったと思います。その選択肢があったからこそ、私は高年まで医学・看護学の教育や臨床に従事するに至ったものと、我ながら感じています。

このこととともに、私が聖路加国際病院を六五歳で定年退職する一九七七（昭和五二）年の三年前に作った財団法人ライフ・プランニング・センターの理事長を続けてきたことが、今日までの私の長い生涯に、現役人として働く機会を与えたものと回顧しています。

私には、今でも尽きることのない仕事が与えられているのです。

ライフ・プランニング・センターでの実験的な試み

福井　そのライフ・プランニング・センターは、わが国の医療や看護、健康教育の分野に新風を吹き込む働きをしてきたと思いますが、どのような経緯でライフ・プランニング・センターを立ち上げられたのでしょうか。

日野原　私は一九七三（昭和四八）年に、ボランティアとして財団法人ライフ・プランニング・センターを作ったのです。

この財団は、日本財団の今の理事長の笹川陽平氏と、その父上の笹川良一会長と私との出会いから生まれた財団です。私は、アメリカの優れた医学教育者や看護教育者を日本に招いて、優れたアメリカの医学や看護学をいち早く日本に導入しようとしていたのです。そのほかに、健康教育のベテランを招いて、一般国民の健康の自己管理をさせたかったのです。

聖路加国際病院はすでに立派な総合病院として機能していたのですが、日本の外来でのクリニック診療をアメリカ式にレベル高く、スマートなものとしてモデルを作りたかったのです。

たまたま笹川良一会長の健康管理を私がしていたので、教育的な財団を作り、日本全体の医療や看護や国民の健康教育のモデルを作りたいと話しているうちに、「そのような実験的な企画であれば経済的にも援助しよう」と言われました。その援助を受けて、（財）ライフ・プランニング・センターが作られ、国会の近く千代田区平河町の砂防会館五階に健康教育サービスセンターを、また港区三田の笹川記念会館一一階に外来クリニックを開設しました。また、ずっと後になり、一九九三（平成五）年には神奈川県平塚市に近い中井町にあるゴルフ場の中に、湘南観光開発株式会社の社長、大森正雄氏の好意で、二〇〇〇坪の独立型ホスピスを作るに至りました。富士山の見える高台です。

福井　ライフ・プランニング・センターの活動は非常に多岐にわたっていると思い

ますが、簡単にまとめるとどのようなものでしょうか。

日野原　日本財団からは毎年助成金をいただき、今までに医学や看護、ホスピスなどの数十人にのぼる専門家を招いて、セミナーやフォーラム、ワークショップを毎年開くことができました。日本で最初に心音聴取訓練用のハーベイ式シミュレーターを輸入して、医学生や開業医のために心音聴取訓練の場を提供することができました。日本の医学や看護ではプライマリー・ケアの導入が非常に遅れていたので、一九七五（昭和五〇）年ころからは、この方面の講師を数多く日本に招きました。

また、心筋梗塞患者のリハビリテーションとしての運動療法や、模擬患者を用いての医学生の教育、病院管理、健康教育など、日本では未発達の分野の医学、看護の教育的プログラムをテーマに、セミナーを毎年、英米からの専門家を迎えて主催してきました。

ナース・プラクティショナー（診断・治療なども行う看護師）に準じる臨床能力を持つナースの養成プログラムや、ＰＯＳの普及、さらに最近は英米、カナダ、ドイツから講師を招いての音楽療法のセミナーなどを行ってきました。これらは、日本財団の援助があってこそ可能でした。

聖路加国際病院や聖路加看護大学での仕事以外のボランティアとして、過去三〇年間も行ってきたのです。聖路加国際病院や聖路加看護大学での理事長の仕事は全くボランティアとしてやってきていますが、（財）ライフ・プランニング・センターの仕事も私の大切なボランティアの仕事でした。

このライフ・プランニング・センターの仕事は、いわば教育や診療の向上についての実験的な試みです。

八九歳の時、「新老人の会」を始める

福井　数年前からマスコミでも取り上げられていますが、「新老人の会」という長期的なプロジェクトを、先生は立ち上げられました。その目的や理念などについてお話しいただけますか。

日野原　私は二〇〇〇（平成一二）年に、すなわち、私が八九歳になった時に、七五歳以上の元気な老人を集めて、それまでの自分の中には開発を見る機会のなかった能力を掘り出し、発展させる運動を開始しました。それは私が九〇歳になってもなお新しくやり始められそうな能力が、まだ私の意識下に秘められていると考えたからです。

日本は今や世界一の老人国家になりました。平均寿命（二〇〇二年）は男は七八・三二歳、女は八五・二三歳。男女の平均では八一・七五歳という世界一の長寿です。六五歳以上の成人が老人と呼ばれたのは四〇年も前で、その時は日本人の平均寿命は

六八歳でした。しかし、今は八一・七五歳で、こんなに寿命が延びていては、六五歳を老人として仕切って引退させることは、生命の無駄使いだと私は考えるようになりました。

政府は六五歳以上の人を老人という名で呼ぶのはよくないとして、高齢者という呼び名を法律用語にしました。これもおかしなことで、老人の老は中国では尊敬される言葉で、長老とか中老というのは尊敬語となっています。日本では老いの下に廃物という字を加えて「老廃物」と呼んだり、醜という感じのよくない言葉を老いにつけて「老醜」などと表現したりすることがあるので、「老」という字が敬遠されたのです。

今の日本では七五歳以上で、例えいくらかの老化した臓器があっても、元気一杯に過ごしている老人が多いのです。そのような七五歳以上の人を集めて、潜在している能力を開発しようとする気力のある老人を集めて「新老人の会」と呼びました。その数は発足三年後には三二〇〇人にも達しました。私はこの血気盛んな老人を新老人と名づけて、次の三つのことをこの会のスローガンとしました。

一．愛し、愛されること
二．したことのないことを始めること
三．耐えること

老いても、愛が人生に必要なことはいうまでもありません。始めることの素晴らしさは、二〇世紀の大哲学者のマルチン・ブーバーが述べたとおりです。そして第三に、年をとってから辛いことにあってもよく忍ぶこと。そのことにより、感性が磨かれます。苦難を通して強く生きる力を得ることができるのです。

そのように生きる一方、年を取ってからはなるべく「シンプルな生活をし、しかし、思いは高く」とうたったワーズワースの詩の中にある言葉のように生きることを、新老人に勧めています。

人間は生まれながらにして三万六〇〇〇もの遺伝子を持っていますが、七五歳になるまで、よい遺伝子があっても、これが芽を出す機会がなかった人が多いのです。したがって、七五歳を超えてから未知のよい遺伝子の発掘のために、今までやったことのないことをし始め、一〇年も続ければ、何かの成果が得られることでしょう。それを社会のために使うことができるのです。

この会の中には二〇近くの分科会があります。会員の間では様々な分科活動が行われ、子供への本読みのための勉強の会とか、子供に上手に語学や算数やコンピュータを教えるための勉強をする会、またソフトボールのシニアのチームもあります。

福井　「新老人の会」の会員の方々を対象に、先生はまた大きな疫学研究も始められたと伺いましたが、どのようなものでしょうか。

日野原　新老人の会には、会員の中から実験台となってもらえるリサーチ・ボランティア・グループがあります。

七五歳以後の老人の心身の機能の検査を毎年行い、最初には血液中の遺伝子も調べます。毎年検診するほか、どのような環境にいるか、趣味や運動や社会的活動、家庭生活、そして食生活や嗜好などをも調べます。

これを毎年、一〇年間行い、どのような遺伝子を持ってどのような生活をしている人が一〇年後にはどうなるのか、疫学的コホート調査（集団単位で究明する疫学調査）を行い、五年後には中間報告をして、遺伝子の影響と環境因子の影響についての調査報告を作り上げます。その結果を知るためにも、私も、もっともっと長生きしたいと思っています。

あとがき

一九七五（昭和五〇）年冬、私は内科研修医採用試験を受けるため、初めて聖路加国際病院の建物の中に足を踏み入れました。その時に感じた、荘厳なチャペルを囲む病院の重厚な雰囲気は、今でも深く心に刻まれています。

運よく試験に合格し、研修を開始した一九七六（昭和五一）年四月に、初めて日野原重明先生にお会いする機会を得てから早や二八年もの月日がたちます。その間、入院された患者さんの診断や治療について多くの事柄を教えていただきながら、身近に先生に接する中から、先生の考え方・生き方、その背後にある膨大な文学・哲学・宗教の知識、音楽への造詣の深さなどを知るにつれ、先生への尊敬の念は高まるばかりでした。

幸運なことに、聖路加国際病院での研修後も折に触れ先生のご助言をいただくことができ、ハーバード大学・ケンブリッジ病院への留学、国立病院医療センター（現国立国際医療センター）や佐賀医科大学（現佐賀大学医学部）、京都大学での臨床、教育、研究などにこれまでつつがなく携わることができました。私と同じように、日野原先生から様々なご指導を受け、深い感謝の気持ちを抱いている、聖路加国際病院で研修を行った先輩・後輩医師は、日本全国におそらく数え切れないほどおられることと思います。そのような諸先輩・後輩の先生方をさしおいて、日野原先生と本書のような対談をさせていただいたことは、大変おこがましいことではありますが、光栄なことと感謝しております。

わが国の医療と医学、看護、健康教育のレベル・アップのため粘り強く行動され、最近では特に、人の生き方そのものについて多くの提言をされている先生の足跡をわかりやすく伝えるとともに、そのような長年にわたる先生の驚嘆すべき活動の源であ

る「尽きることのない好奇心と情熱」を、私が対談でじかに感じたように伝えること
ができれば幸いであります。

平成一六年五月

福井次矢

あなたとともによい医療を
——日本の医療と教育の勇気ある変革——

2004年7月20日　初版第1刷発行
【著　者】　日野原重明・福井次矢
【発行者】　赤土正幸
【発行所】　株式会社インターメディカ
〒102-0072
東京都千代田区飯田橋2-14-2
TEL　03-3234-9559
FAX　03-3239-3066
URL　http://www.intermedica.co.jp
【印　刷】　凸版印刷株式会社
ISBN 4-89996-101-4
定価はカバーに表示してあります。